週末酵素輕斷食

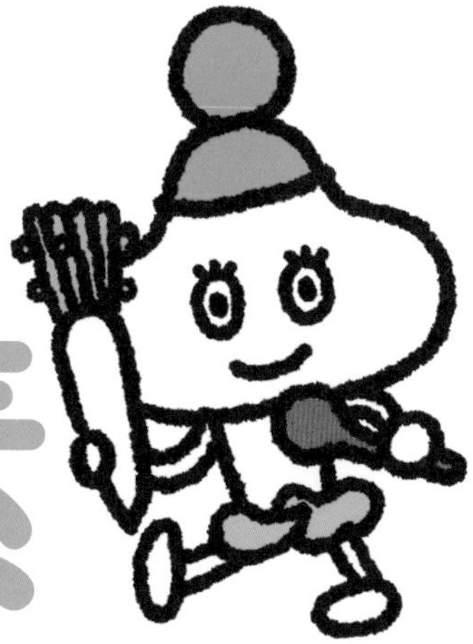

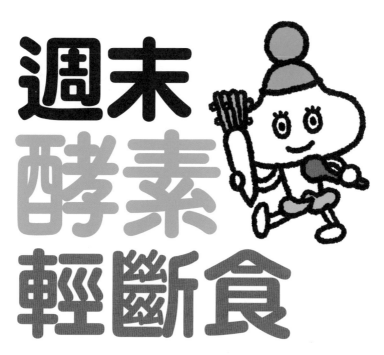

免禁食！每月2天的身體除鏽計畫

日本第一的
酵素名醫

鶴見診所院長 **鶴見隆史**｜著　李怜儀｜譯

何謂酵素輕斷食

完全都不能進食嗎？

NO!

可以進食。可以食用含有酵素的蔬菜泥或是現榨蔬果汁；也可以在食物中，加入**亞麻仁油、味噌，或是帶點甜味的羅漢果萃取液**等。特別推薦食用蘿蔔泥，它是酵素之王，所以多吃也無妨。

雖然斷食期間的用餐量非常少，但與一般斷食法不同的是，它不需要挑戰一整天肚子餓到發慌的飢餓感。此外，也可以大量喝水或飲用無咖啡因的茶類。

酵素斷食只是為了瘦身嗎？

NO!

這是錯誤的觀念。雖然藉由酵素斷食能使體重能下降，但這只是附加的效果。一言以蔽之，酵素斷食是為了讓**細胞重建**的飲食療法。在肥胖者細胞內的膽固醇或脂肪斑塊會沈積在動脈壁上，紅血球呈稀泥狀，血液循環也會不順暢。實行酵素斷食後，首先能修復受損細胞，然後血液變清澈，腸道也會變健康。

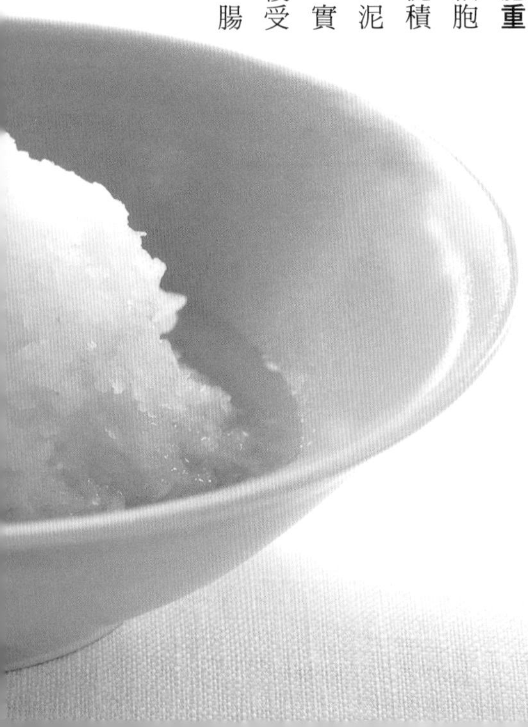

需要驚人的意志力？NO!

對於工作太忙、行程滿檔的人來說，說不定連進行酵素輕斷食都是件難事。因為它不僅需要花費兩天的時間，連斷食前的預備食，以及斷食結束後的復食，也都需加以控制。不過，這種斷食療法不會讓人覺得辛苦難耐，反而能感受到身體日漸輕盈的愉悅。一個月進行一次輕斷食，不但程度剛好，也能保持身體舒暢，將之視為習慣的人也不在少數。

只有在家中不進行任何活動時，才能實行嗎？NO!

酵素輕斷食並非禁食，所以不會影響到工作，或與運動併行也可以。總之，只要準備好蔬菜和水果，就可以試看看。與其擔心害怕，倒不如以平常心看待，即使進行輕斷食時也按照日常作息，如此一來成功率更高。

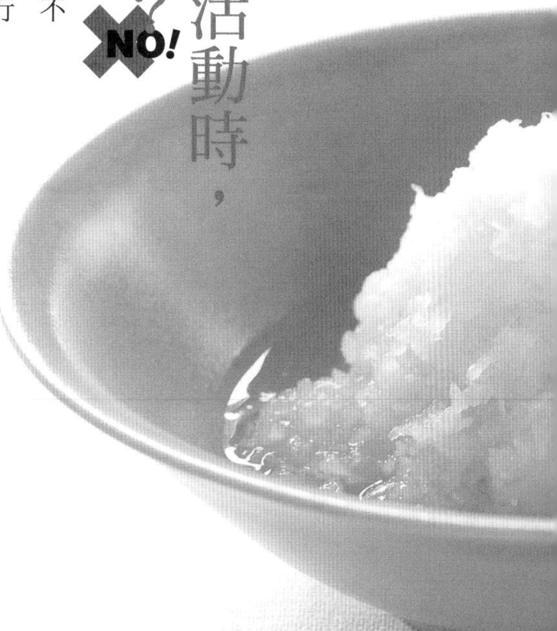

1 何謂酵素輕斷食

成功的酵素斷食就是排出「細胞廢物」的大便

酵素斷食成功的信號，在於斷食結束後排出的糞便。不論是形狀、顏色或是臭味，都與截至目前為止的排泄物有所不同。因此也可稱之為「重拾順暢人生的便便」吧！

酵素斷食結束後的大便，有量多、味臭，且接近黑色的特徵。為什麼呢？簡單來說，就是累積在腸道中腐敗物或器官代謝出老化的細胞，被當作「細胞廢物」隨糞便排出。身體在新陳代謝的過程中，排出大量且惡臭的糞便，是必要且自然

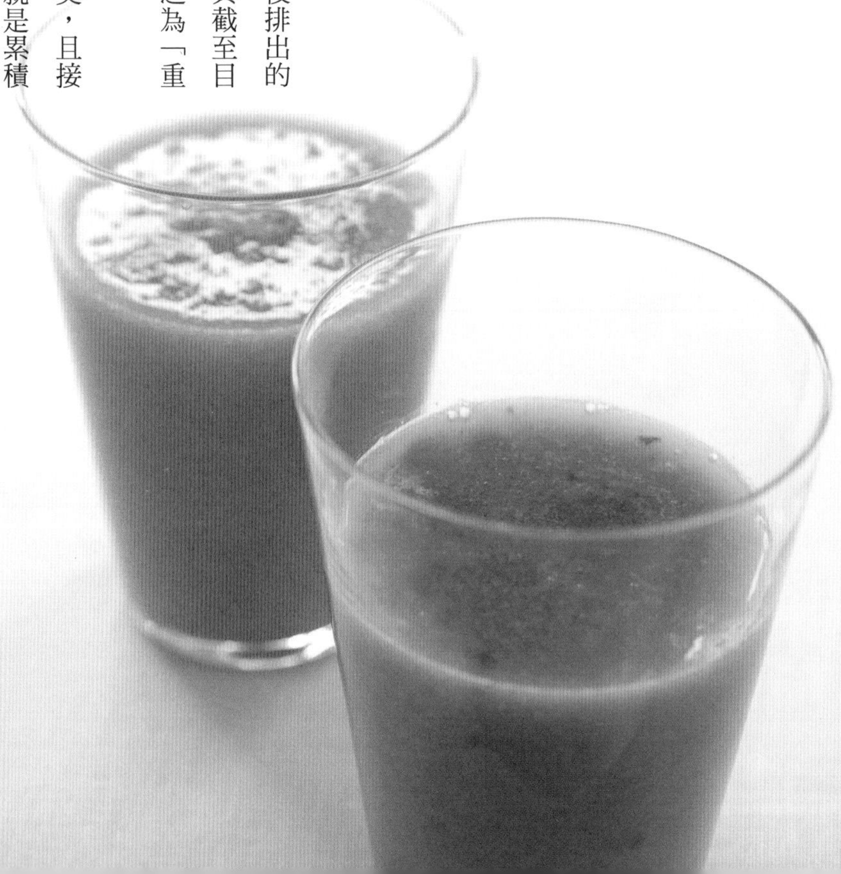

的反應。

排出宿便，就是身體開始進行細胞修復的證據，可說是酵素斷食成功的信號。好不容易腸道變健康了，也請留意接下來的飲食。

在診所裡，大多數為了治療疾病而長期實行斷食療法的病患，到了第七天左右，就會排出幾乎要溢出馬桶的大便量。

各位讀者們，雖然本書所介紹為期兩天的酵素輕斷食療程，不會讓你排出足以堵塞住馬桶的大便量，但一眼即可看出糞便較以往來得多。若想排出驚人的宿便，大部分的人得需再花上幾天的時間。從開始實行酵素輕斷食，到出現排便的成功信號為止，都千萬不能鬆懈。另外，請參考第69頁所介紹的「復食」食譜，多加留意復食期間的飲食。

開始進行酵素輕斷食前

在法國，斷食被稱為「不需要開刀的手術」，也不需醫生診治的治療法。

簡言之，酵素斷食就是淨化身體、讓細胞再生與修復重建的意思。酵素斷食不同於其他多數的斷食法，它主要是透過攝取生蔬菜泥或新鮮蔬果汁，來促進消化，排出腸道內的腐敗菌，藉此達到淨化體內環境或恢復生理機能。那麼為什麼要生食呢？這是因為生食中含有大量酵素的關係。

實行酵素斷食後，經由好轉反應（見第77頁，是指斷食後，身體發出的各種生理反應），會使體重減輕。不僅如此，酵素斷食對美容也有很大的助益。首先是肌膚和頭髮色澤變得光采動人，因為它能減緩自由基（活性氧）的生成，斑點或皺紋也會隨之減少。還有浮腫消除，大便次數增加，有「回復青春荷爾蒙」之稱的DHEA（脫氫表雄酮）濃度升高，以及幫助身體大量排汗、加速新陳代謝等功能。以上這些現象都是因為酵素斷食期間改善了體內多餘的脂肪和醣分，以及紅血球黏度過高的現象，所以血液也變得清澈起來。

諸如此類的優點多到寫不完，酵素斷食簡直像能實現任何願望的奇妙魔法般，這也是為什麼酵素斷食被稱為「不需要開刀的手術」的緣由。

只要持之以恆，每個月實行1到2次的週末酵素輕斷食，就能養成不容易生病的體質，防範疾病於未然。所以不論想要變美，或是治療未病，整體來說對身體健康都是有幫助的。

在我的診所裡，斷食是我最重要治療法的基礎。大多數罹患了各種疑難雜症的病患，通常只要改變飲食內容（也就是食量與飲食品質）就能改善症狀。以治療為目的的斷食法，不同於本書所介紹的內容，那是長期且更嚴謹的飲食療法，所以效果更為驚人。

但是，本書所介紹的斷食療法，並非用在治療疾病上，而是將在醫學上具有療效的酵素斷食法，簡化成兩天的療程，來幫助恢復身體機能。

清除了人工添加物、油或糖份，以及體內其他毒素後，不但會覺得身體輕盈，連帶著心情也愉悅起來。斷食成功後的成就感，更有難以言喻的快感。

只不過雖然是短短兩天的斷食療程，也需具備強大的意志力。此外，若身體狀況允許，延長到三天也沒問題。

將酵素輕斷食當作是改變生活習慣的新開始，就能養成一輩子不易發胖、生病的體質。藉由酵素輕斷食，任誰都能看到超乎自己想像的改變！

鶴見診所院長　鶴見隆史

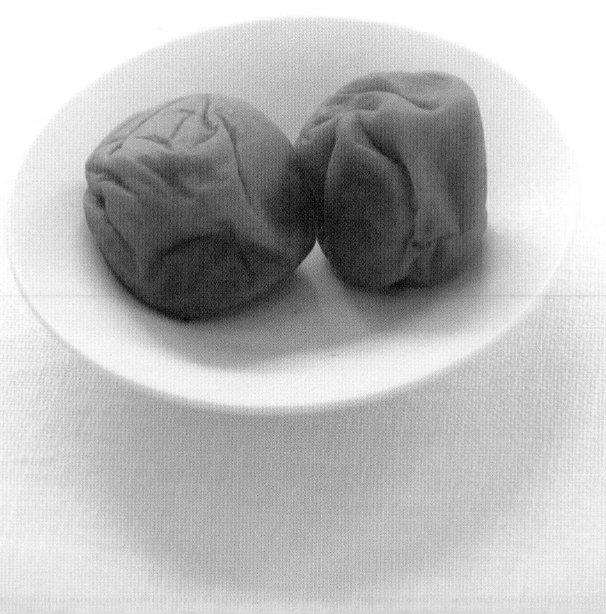

目次

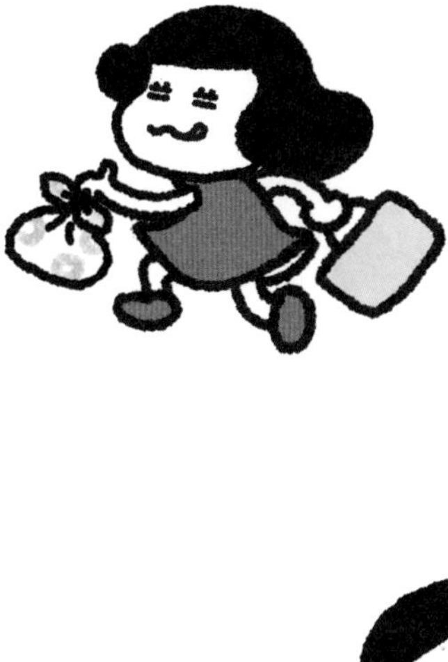

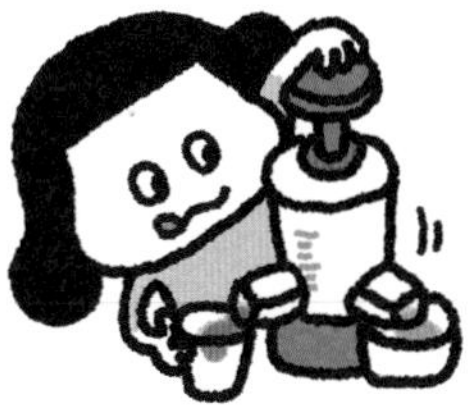

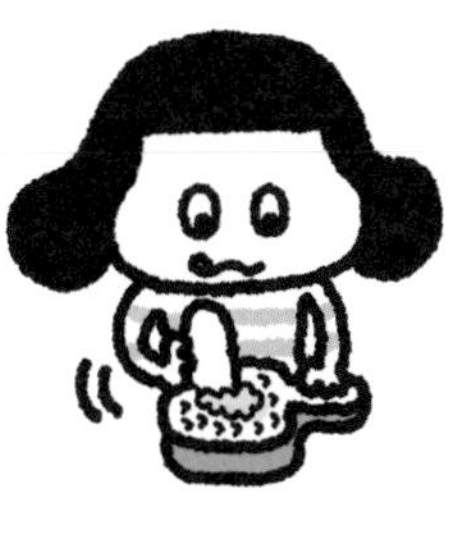

注意事項

雖然本書介紹的鶴見式斷食法屬於可吃蔬菜或水果的輕斷食療法，但若僅靠自己判斷便延長斷食天數，或同時服用常用藥物的話，就會非常危險。另外，復食期間也是非常重要的，建議盡可能在斷食前後期間不要安排過量的工作或激烈的行程。

除了先天體質不良的人外，以下的人也請勿實行斷食。

- 正在服用藥物者
- 患有宿疾者
- 先天體重過輕者
- 孕婦
- 小孩

1章

酵素輕斷食的經驗分享

酵素輕斷食只要在週末這兩天進行。
雖然只是輕斷食，但會替身體帶來大小不一的種種改變。
將兩天的酵素輕斷食作為改變的契機，
進而達到戒菸、瘦身效果，
或是連飲食或生活型態也改變的人都非常多。
現在就讓我們來看看這些人，實際體驗酵素輕斷食後的變化。

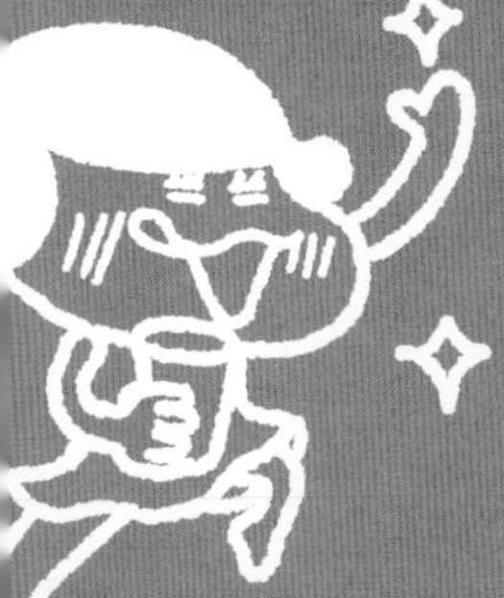

新發現滿載！

實行酵素輕斷食後，身體會產生這些變化！

1

消除浮腫並瘦身

實行斷食後，便能抑制自由基的生成。所謂自由基就是會造成細胞氧化，也可說是讓身體的「生鏽」的物質。自由基也是造成肌膚老化的原因之一。藉由斷食，有效降低自由基的生成後，除了**讓斑點、皺紋變少外，肌膚和頭髮也變得更有光澤**，當然體重也會隨之減輕。還有，也因為浮腫消除的關係，**身體曲線看起來更加勻稱**。也有人**打呼聲變小了**。

2

成為活血美人

人體內的毛細血管長度，可以繞行地球兩周半。95% 的血管是毛細血管。實行酵素斷食後，便能使血管暢通，讓**血液變得清澈**，成為活血美人。總之，能改善微循環系統（即負責血液循環的器官）。當血流改善後，便能**擊退無力感，不易疲倦**。還能有效**緩和頭痛或腰痛、防止手腳冰冷、消除肩膀痠痛，好入眠或易熟睡**等各式各樣的好處。

斷食前後的血液圖。
斷食後，紅血球呈現分離狀，且變清澈。

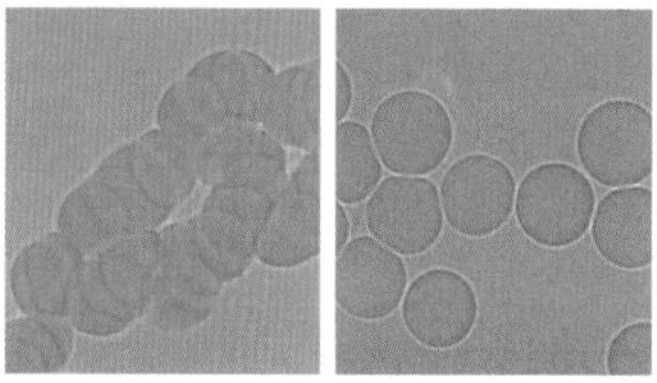

前　　後

4

新陳代謝率提升後，手腳冰冷的毛病不見了。

所謂新陳代謝，就是藉由臟器正常運作，消化並吸收吃進去的食物，進行新舊細胞的替換，分解老舊廢物，並將其排泄出去的原動力。在消化功能上，能強化原本存活於體內的酵素和代謝能力。此外，也有助於改善手腳冰冷、不易排汗的情況，進而養成不容易生病的體質。

藉由排毒成為腸道美人

在生鮮蔬果中，富含大量的酵素、礦物質與維他命。這些營養素進入腸道後，**消化功能會更加順暢**。而且，因為膳食纖維非常豐富，排泄力也會隨之提升。另外，藉由酵素的力量，能促進新陳代謝，**排尿量、流汗量也較往常來得多**，進而達到**排毒**的功效。只要嚴守復食（第69頁）的原則，便能**增加排便量以及次數**，身體也能更輕鬆地排出毒素。

3

參加斷食營

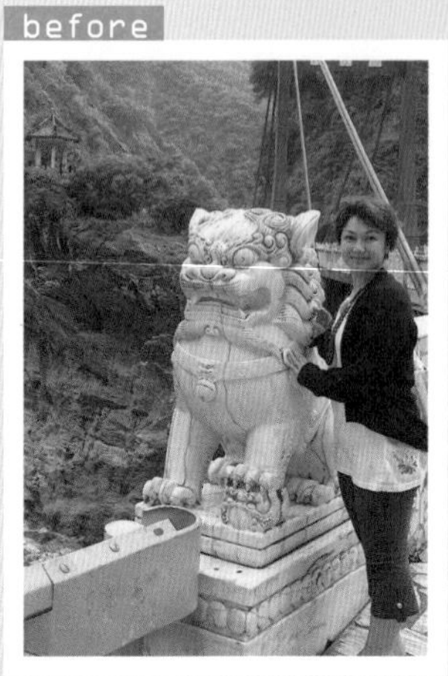

DATA

持田蘭子小姐　35 歲

私人健身教練

一年參加兩次
三天兩夜的斷食營

一年減掉8公斤！

參加斷食營的原因是？

因為工作的緣故，所以非常注重健康的生活習慣。經友人介紹認識了酵素，並參加斷食營。

我是健康主義者，曾購買過市售酵素果汁進行斷食。但因為喜歡吃喝喝的關係，大約一星期會參加

改變之處 & 樂趣所在！

1. 身體很快就有明顯變化
2. 體重減輕
3. 不容易有飢餓感，能順利完成斷食
4. 浮腫消除
5. 生理痛減輕
6. 早、中、晚順利排便
7. 焦躁不安的情緒消失了
8. 手腳冰冷症消失了

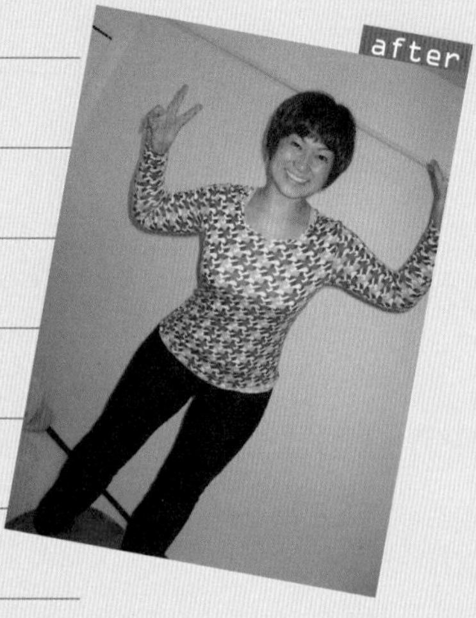

兩次飲酒會。那時，在好友的鼓勵下，以輕鬆的心情參加了斷食營。在這段期間，參加過斷食或酵素的研討會、實踐呼吸法等課程，學習到很多深奧的健康知識，原本在意的飢餓感也逐漸消失。不過跟這比起來，參加斷食營最大的收穫就是，只要從蔬菜泥或蔬果汁中補充大量酵素的話，便會替身體帶來有別於以往的輕鬆舒暢感。

參加過斷食營後，我開始實行一個月一次的週末斷食。不但早上可以神輕氣爽地醒來，身體也越來越輕盈，猛察覺時，沒想到體重也減輕了八公斤。

自從我最近買了慢磨蔬果機後，愛上了喝現磨蔬果汁，肌膚的狀況和排便情況也變好。現在則完全是酵素主義者。

結束斷食後的某日酵素食譜

夜 若是在16：00～18：00工作前用餐的話，則菜色同午餐。
下班後，有時候會喝啤酒和吃沙拉，並吃沾取大量蘿蔔泥醬料的涮涮鍋。

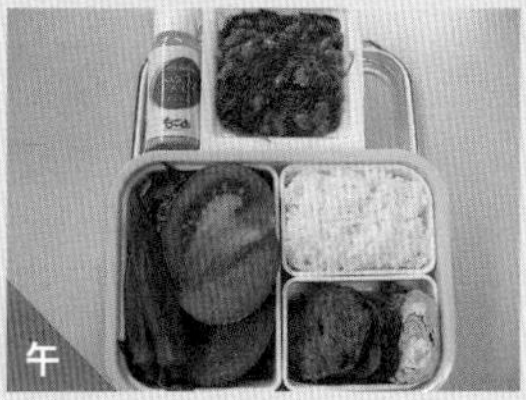

使用80%以現碾米炊製而成的米飯
無農藥蔬菜沙拉（灑上還元鹽）
烤地瓜和玉子燒
海帶根納豆

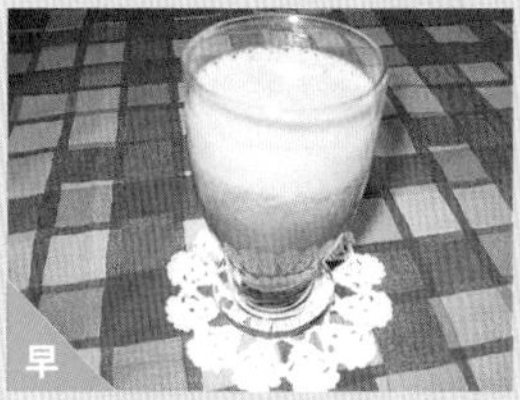

蘋果和油菜的綜合蔬果汁

至今持續進行的事

1. 開始飲用優質水（高濃度負氫離子水／水素水，或稱為氫水）
2. 只用特定調味料
3. 定期購買無農藥蔬菜
4. 購買慢磨機，飲用蔬菜汁
5. 每天運動伸展身體
6. 盡可能喝溫飲
7. 泡溫泉，保持身體溫暖
8. 用心留意「不過度，但也不過少」的剛剛好原則
9. 進食前，三思而後行

ONE POINT

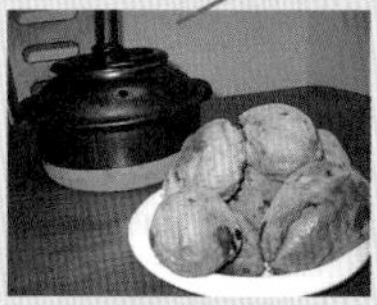
地瓜的GI值低，含有豐富的膳食纖維，且非常美味，所以經常食用。
使用傳統的烤地瓜機來烤的話，甜味更是不在話下。

參加斷食營

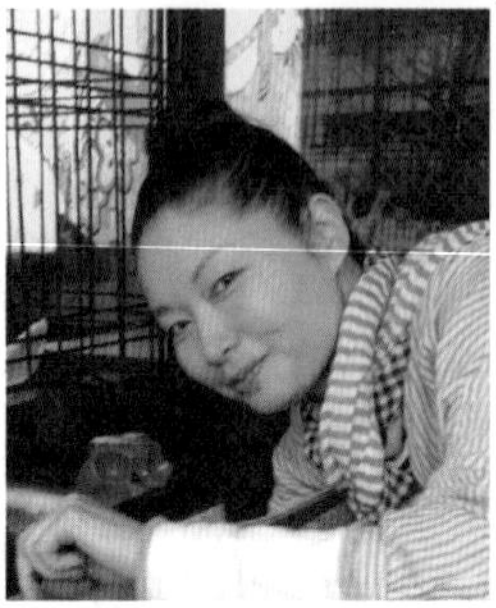

DATA

藤原和惠小姐　48 歲

插畫家

減輕2.5公斤

參加斷食營的原因是？

從數年前便開始在意便秘和臉上的斑點。現在，重視酵素飲食，夫婦倆是早餐生食主義者。

斷食的第一天，身體沒有任何不適，最重要的是也不覺得餓，真令人開心！但是，從第二天開始，身體的好轉反應便非常激烈，著實讓我嚇了一跳。早上臉頰浮腫像快撐

改變之處 & 樂趣所在！

1. 臉上斑點顏色變淡了
2. 便秘消失了
3. 開始吃以酵素為主的食物或餐點料理

after

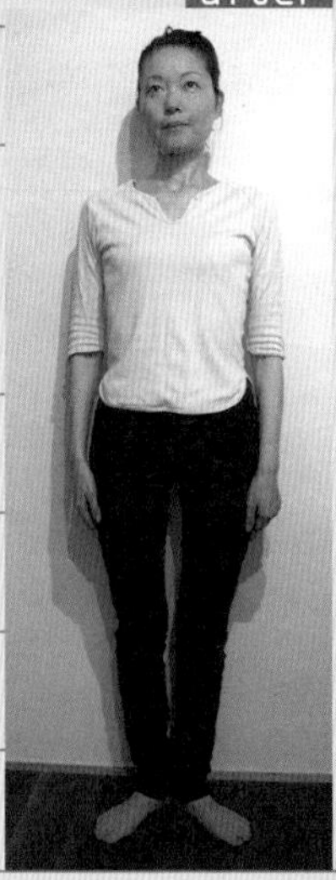

before

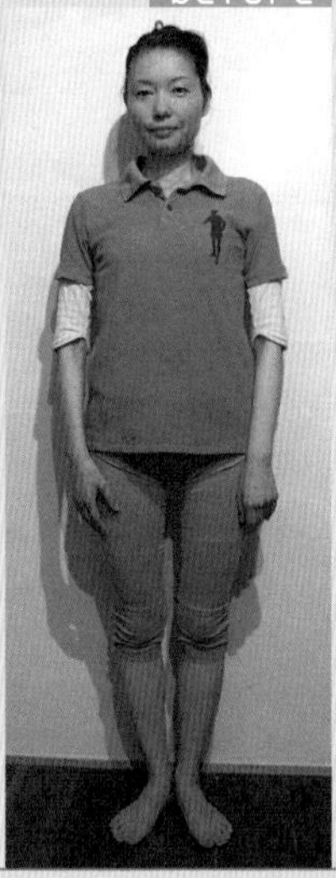

破了似的，還會想吐，根本沒辦法起床，像是剛出生的小鹿般搖搖晃晃地無法站立。我想可能是因為不知道好轉反應的情況，所以才會如此感到不安吧！這期間也有便秘的現象。

但是，從斷食結束進入復食期後，身體排出了出生至今的第一次宿便。由衷感謝這次的宿便，我身體所有的不適症狀也隨之好了起來。雖然在斷食營期間沒有排便，但這兩天中，非常訝異竟然減輕了2.5公斤，原本穿不下的XS號貼身長褲也能穿了。

結束斷食療程後，我會特別留意攝取蔬菜、水果。在持續酵素飲食半年後，身體開始容易流汗，肌膚的狀況變好，斑點也變淡了，之後我還將美容課程解約。斷食讓我身體最明顯的改變就是「不再便秘」。排便不僅順暢且乾淨，也沒有復胖。

結束斷食後的某日酵素食譜

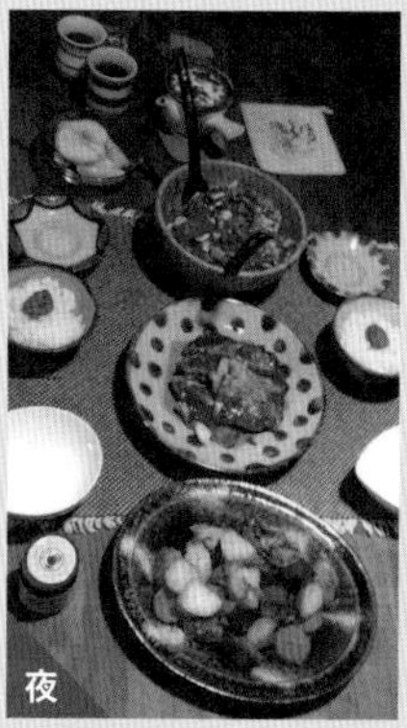

滿滿一整碗的蔬果沙拉（番茄、蕪菁、紫高麗菜、白菜、紫洋蔥等，放入幾種當季食材）
豆瓣醬烤雞
地瓜塊炒肉

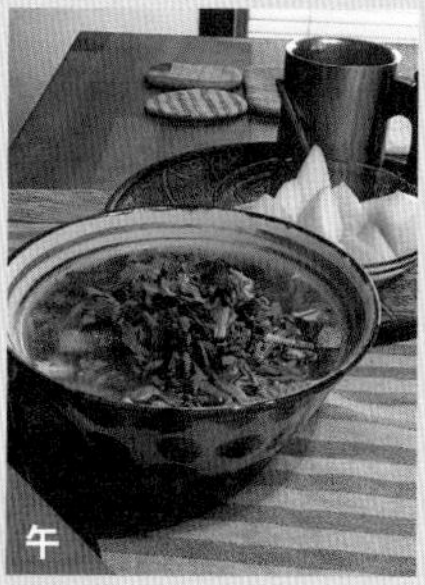

蔬菜拉麵
加上未加熱的綠色蔬菜
早餐吃剩的水果

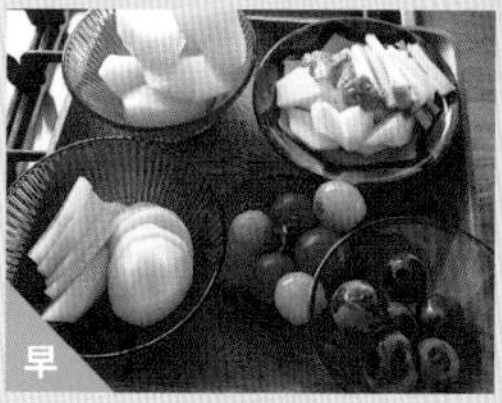

蕪青、葉菜類沙拉（淋上醬油麴、醋以及亞麻仁油）
小番茄、梨子、奇異果、葡萄

ONE POINT

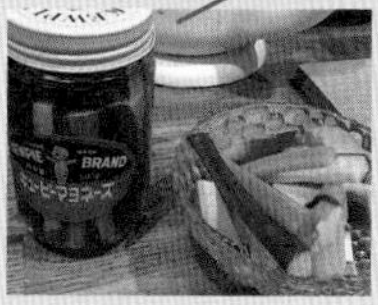

自製的泡菜備用。
生蔬菜和醋都富含酵素。

至今持續進行的事

1. 大量攝取生蔬菜
2. 即使外食也會吃沙拉
3. 吃泡菜
4. 飲用礦泉水
5. 吃市售料理的時候，也會另外製作沙拉

參加斷食營

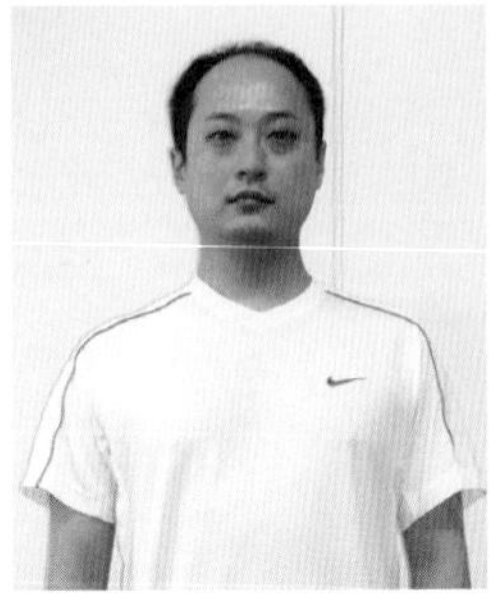

DATA

大野拓也先生　35 歲

上班族

斷食營期間　體重減輕約 1 公斤
73.5 公斤→ 72.5 公斤
（斷食營過後）
73.5 公斤→ 72.5 公斤
（自發性斷食四天後）
69.5 公斤→ 68.0 公斤

合計
體重成功減掉5.5公斤

參加斷食營的原因是？

30歲過後，體重不斷往上增加。原本過著抽菸、暴飲暴食、喝酒、不規則的飲食生活，當意識到體重不斷增加時，便開始注意身體健康。參加斷食營前，在鶴見診所做血液檢查，被醫生提醒「血液如此黏稠，看來離大病不遠了」，於是下定決心實行斷食。

接觸酵素斷食前，午餐大多吃牛丼或義大利麵等料理，晚餐則以油膩的肉類外食居多。也因如此，每天過著幾乎與蔬菜或發酵食物無緣的生活。做了血液檢查後，被鶴見

改變之處 & 樂趣所在！

1. 減肥成功！
2. 再也沒有復胖
3. 戒菸成功
4. 替積極迎戰的自己感到光榮
5. 不會過度飲食
6. 血液檢查的數據明顯好轉

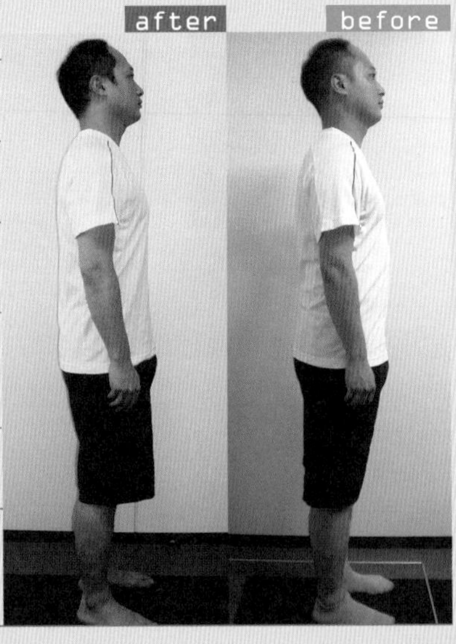

醫生提醒說「健康已經亮黃燈，離大病不遠了。」著實嚇了一跳。

不過下定決心參加酵素斷食後，其實是非常痛苦的。因為蔬菜泥這道料理，與日常餐點比起來，一點味道都沒有，所以在第一天晚上，肚子餓到睡不著。再加上禁菸的規定，感到壓力倍增。

但不可思議的是，身體隔天就習慣了這樣的飲食。也可能是看到一起參加斷食營的同伴們這麼努力的身影，激勵了自己想要和他們一起努力的想法吧！

參加斷食營後，按照鶴見醫生的建議，我繼續往後延長四天的自發性斷食。

現在，被誇讚「變瘦了～」的機會增加，也有種被鼓勵的感覺。結束斷食後，在家會積極地攝取白蘿蔔泥或小黃瓜泥。外食的時候，也會點沙拉來吃。而且也持續食用亞麻仁油或醋這些對身體有益處的調味料。我現在的體重，比斷食前瘦了5.5公斤，也不覺得有負擔或痛苦。可以減掉這麼多公斤，實在是非常滿足。

結束斷食後的某日酵素食譜

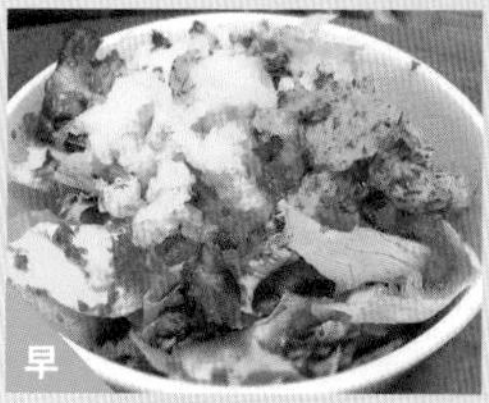

生菜沙拉淋上以白蘿蔔泥和小黃瓜泥製成的調味醬

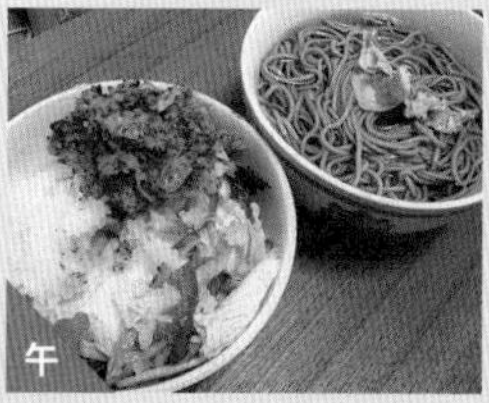

溫蕎麥麵、白蘿蔔泥和小黃瓜泥、結球萵苣和甜椒沙拉（加無油調味醬）

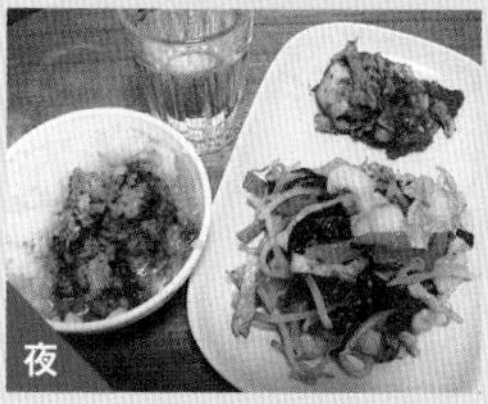

豬肉炒青菜、韓國泡菜、白蘿蔔泥和小黃瓜泥

ONE POINT

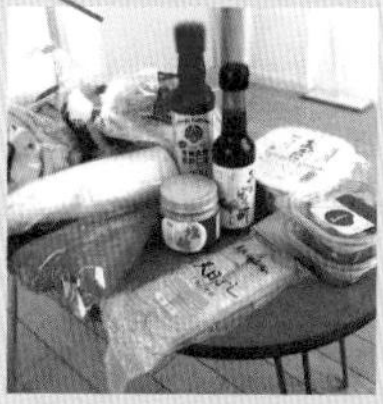

亞麻仁油、醃梅乾、白蘿蔔是常備品

至今持續進行的事

1. 不論在家中或外出，開始會大量食用生蔬菜（在家裡吃有機蔬菜）
2. 幾乎每天量體重
3. 戒菸
4. 在家用餐時，常加入白蘿蔔泥或小黃瓜泥

參加斷食營

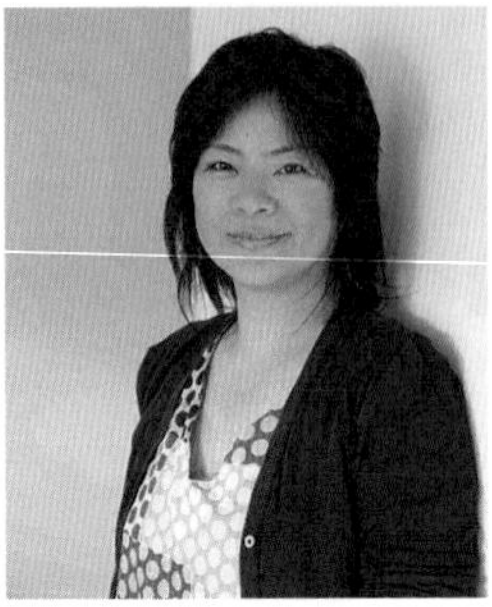

DATA

大平一枝 小姐 48歲

自由作家

體重減輕4公斤

參加斷食營的原因是？

到目前為止，減肥尚未成功過！參加過瑜珈教室舉辦的一周斷食營，但又馬上復胖。這次參加是為了要成功減肥。

中學時期開始，我便熱衷減肥。但只要稍微瘦下來後，馬上又會復胖，而且任何一種減肥法都無法持續，就這樣毫無成果地經過了二十多年。因為本書要取材斷食營的經驗，所以在此與大家分享我的心

改變之處＆樂趣所在！

1. 體重開始容易維持
2. 由於這是半斷食飲食療法，所以心情輕鬆愉快
3. 真的變瘦了
4. 養成買水果的習慣
5. 漸漸地不長青春痘

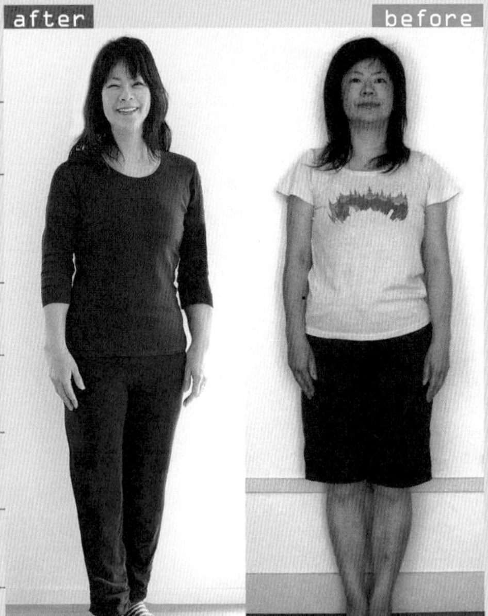

得。我雖然參加過瑜珈教室舉辦為期一星期的半斷食營，但這兩者的辛苦程度是全然不同的。首先，蔬菜和水果雖然同樣都是磨成泥後食用，但在這次的斷食營中可以適量取用。而且，淋上亞麻仁油和羅漢果萃取液的超級調味醬（第40頁）後，讓原本無味的食物變得非常好吃。這種「能享受美味」的斷食療法非常棒，真令人開心。

在斷食營結束後，假如身體狀況許可，就可以持續輕斷食。為了維持斷食時的成效，並且不讓壞東西進入體內，所以我再延長三天的斷食時間。到了第三天，便看到身體排出大量宿便，體重也達到減輕了4公斤的驚人效果。不過因為平日外食的關係，所以體重不易控制，一旦發現變胖時，馬上會再進行一天的酵素斷食，維持住減輕4公斤的體重。這是我人生中第一次小減肥成功。

結束斷食後的某日酵素食譜

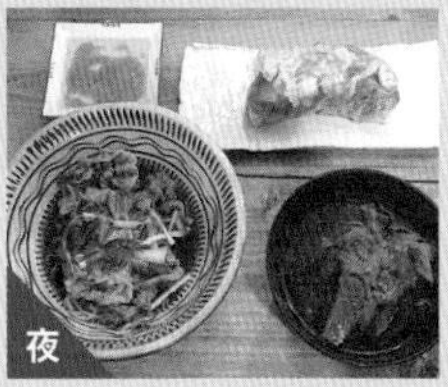

味噌湯、生春捲、滷豬肉涼拌水菜

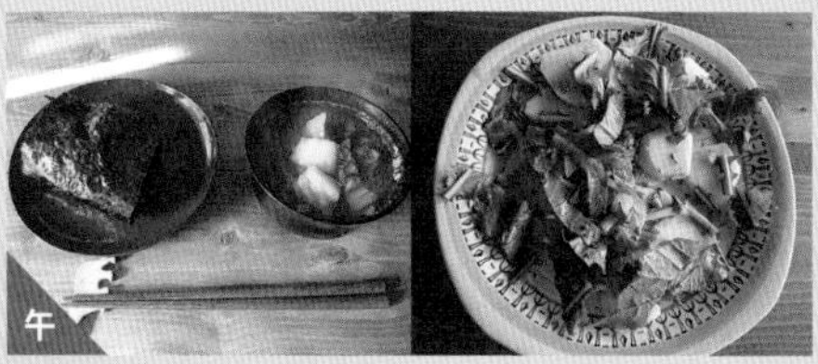

雜糧飯糰、蕪菁和白菜的綜合沙拉（淋上亞麻仁油和柴魚醬油）、味噌湯

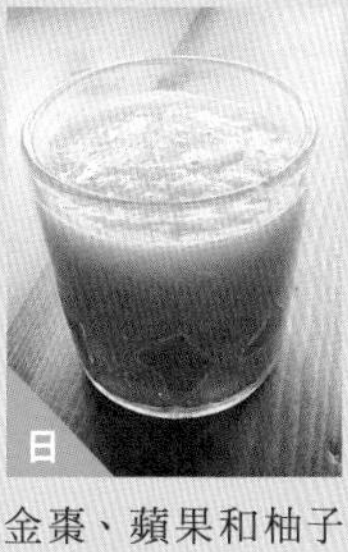

金棗、蘋果和柚子的綜合果汁

ONE POINT

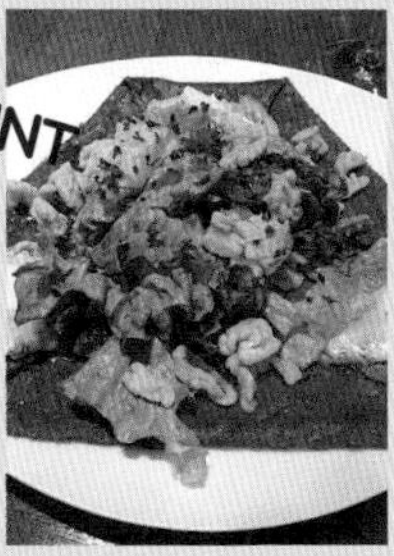
在外用餐，首先選擇生蔬菜較多的料理。

至今持續進行的事

1. 早餐飲用蔬果汁
2. 少吃含糖的食物
3. 先從生蔬菜開始進食
4. 外食時，選用生蔬菜較多的料理

新發現滿載！

酵素輕斷食這樣做

前一天（預備期）

這時只要稍加努力，結果就會大不同

如果因為即將開始進行痛苦萬分的斷食，而想先去吃燒肉和蛋糕的話，這是個錯誤的觀念！因為，在斷食第一天，若前晚所吃的食物無法讓身體完全消化而殘留下來的話，體內的酵素將會跑過去幫助其消化、分解，如此一來，身體進入飢餓狀態的時間將會更久。為了有效地達到飢餓狀態，從實行酵素輕斷食的前一天早上開始，就得節制飲食。當然，這天起也要禁菸、禁酒。

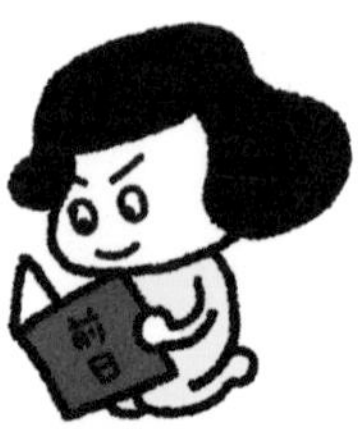

星期六（酵素輕斷食第一天）

空腹感最明顯的時候

也許有人在預備期的晚餐時，便會感受到飢腸轆轆的空腹感。
為了讓身體保持溫暖，要開始泡澡，進行伸展、體操、步行等運動。若身體靜止不動的話，空腹感會非常強烈，所以要盡可能不斷地活動，只要不是冗長乏味的動作即可。當心看電視可能會被美食廣告吸引。白天多活動的話，晚上會感到疲憊，有效助眠。

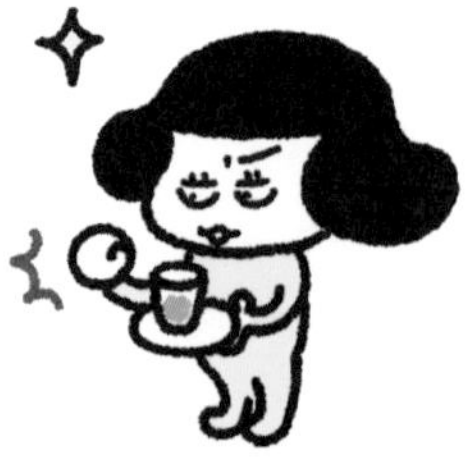

星期日（酵素輕斷食第二天）

出現好轉反應

這個時候開始，會有人出現無力感、頭痛等好轉反應，也可能會有早上無法起床的情況。但這些都是正常的身體反應，所以請不用慌張。
好轉反應輕微的人，可以早起走路或做體操。當身體醒過來後，會有令人驚喜的暢快感受。因為經過斷食後胃容量或大腸吸收能力變小，也會有晚餐吃不下的情況。

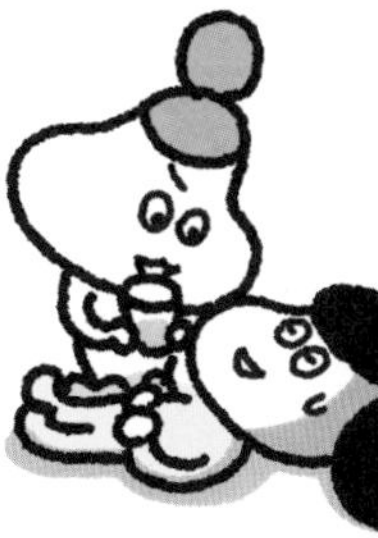

隔天～一星期間（復食期）

其實，這是最重要的時期

療程終於結束了。
早上，為了不增加胃的負擔，請以少量的生蔬菜、水果為主。（能幫助身體回復機能的飲食內容請參考第 69 頁）。斷食者依症狀反應可分為兩種，一種是好轉反應很激烈的人，另一種則是體重明顯減輕，身體感到輕盈爽快的人。
不過由於進食量少的關係，大多數的人都無法順利排便。只要再持續進行一星期的復食，就可以完成斷食療程。辛苦大家了。

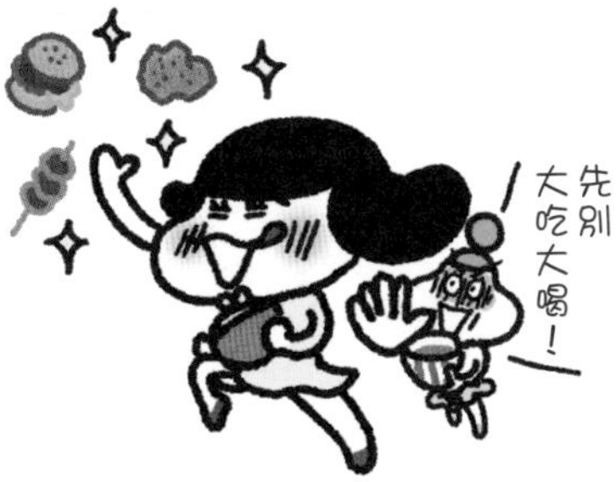

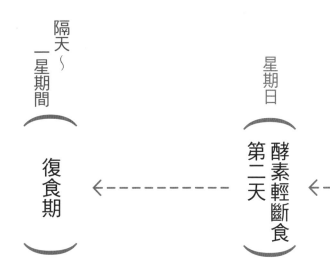

註　所謂以治療為主的「本格斷食」

這是在醫生指導下進行治療的斷食療法，大約需7～20天左右的長時間療程。雖然大多數病患在斷食療程後，體力會變得虛弱，但能有效改善體質，幫助病情好轉。以治療疾病為主的斷食療程，主要以醃梅乾、水、茶，再加上醫師處方的營養補充品為主，是較為特殊的飲食方案。本書所介紹的酵素輕斷食，是將以治療為主的斷食概念，濃縮成兩天，並搭配上生蔬菜以及水果等溫和食物的療程。

新發現滿載！

解開酵素輕斷食之謎的七大關鍵字

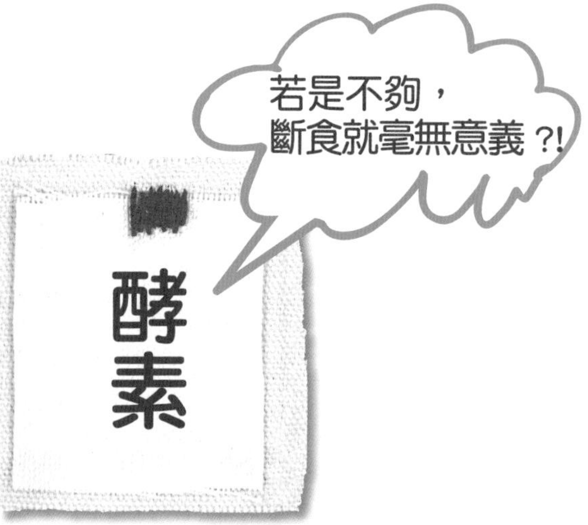

所謂酵素，就是人類為存活而必備、且會與體內產生化學反應相關的分子。若少了它，身體便無法進行吸收、運送、代謝、排泄等所有的器官活動。酵素有「第九大營養素」之稱，所以非常重要。原本存在體內的酵素稱為「潛在酵素」，從食物中攝取的酵素稱為「食物酵素」。

酵素每天都會被消耗，根據酵素營養學的觀點，認為若是身體酵素不足的話，就會引發疾病。其次，酵素只要經過加熱，便會停止活動。所謂酵素斷食療法，就是從生蔬菜和水果中攝取酵素的同時，也能讓身體健康地幫助細胞再生。

細胞便秘

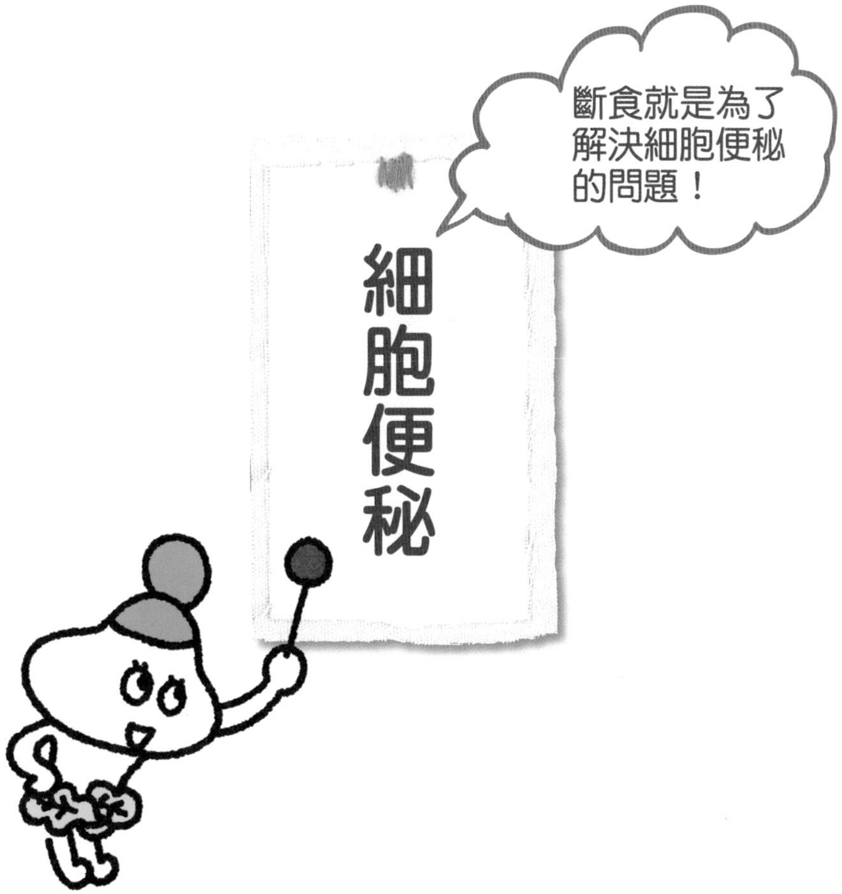

飽食者、美食家的細胞膜，正在劣化中。所謂劣化就是細胞膜變硬嗎？或是變脆弱呢？體內若充斥著壞脂肪酸（脂肪的構成成分是碳原子以雙鍵方式連接的反式脂肪酸，以及亞麻油酸過剩的飽和脂肪酸）的話，心血管壁就容易會變硬。反之，好脂肪酸（Omega-3或Omega-9脂肪酸）不足的話，心血管壁就會脆化。還有，如果細胞膜氧化的話，細胞本體就會面臨崩壞的危機。總之，飲食生活不正常、暴飲暴食的人，身體細胞的內部都是呈現黏稠狀的。這是由於膽固醇或血小板或中性脂肪（三酸甘油脂）堆積的緣故。

像這樣細胞膜或細胞內部也充滿髒污的狀態稱之為「細胞便秘」。細胞便秘是肥胖或萬病的元凶，可以經由酵素斷食的方式解決。

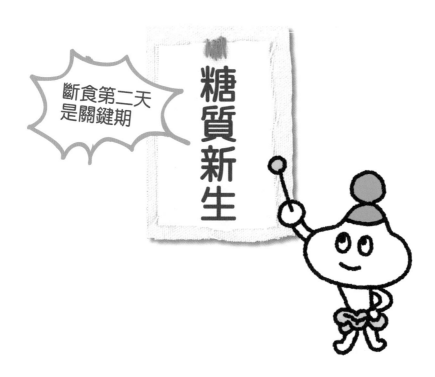

糖質新生

斷食第二天是關鍵期

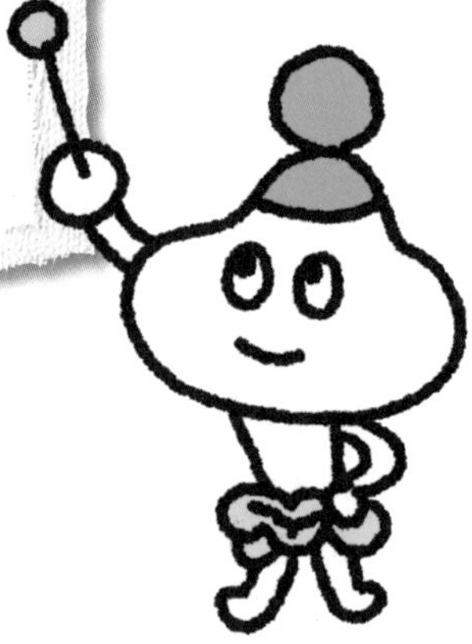

藉由斷食等方式達到飢餓狀態的身體，能利用糖類以外的物質產生葡萄糖的作用稱之為「糖質新生」。葡萄糖，是身體排毒時不可或缺的營養素。若是體內沒有糖類進入的話，在斷食第一天，身體會分解儲存在肝臟或肌肉中的糖類（肝醣），將其轉化成葡萄糖；第二天則開始將蛋白質分解變成葡萄糖。

跟身體必要的蛋白質相比，我們更希望能從中性脂肪中使用葡萄糖。邊攝取酵素邊斷食的話，從脂肪代謝的糖質新生，會比從蛋白質轉化更優，所以更容易瘦。

分解脂肪後得到的產物

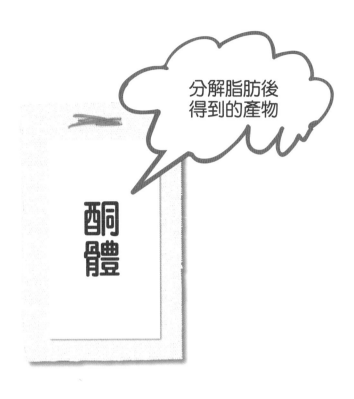

酮體

延長斷食療程的話，即便是從蛋白質轉化的糖質新生也會面臨能量不足的困擾。所以經過數日斷食後，會改由脂肪酸產生出的「酮體」作為能量使用，這也將成為腦部的能量來源。

持續空腹的話，連腦部的血液也會糖份不足，所以代替糖份傳送到腦部的酮體便會活躍起來，可以說是當面臨持續飢餓狀態時所具備的生命力。

但是，若酮體增加過度，身體便會變成酸性，陷入倦怠感或腦部機能低下的情形。雖然依照自己判斷進行長期斷食是禁忌，但療程短的酵素輕斷食則不需擔心。假如長期斷食的話，就很容易會因為產生酮體而讓身體偏酸性。攝取鹼性較多的生蔬菜或水果的酵素斷食，可以預防變成酸性體質。

這兩種物質會影響腸道環境

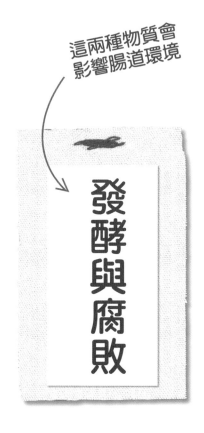

發酵與腐敗

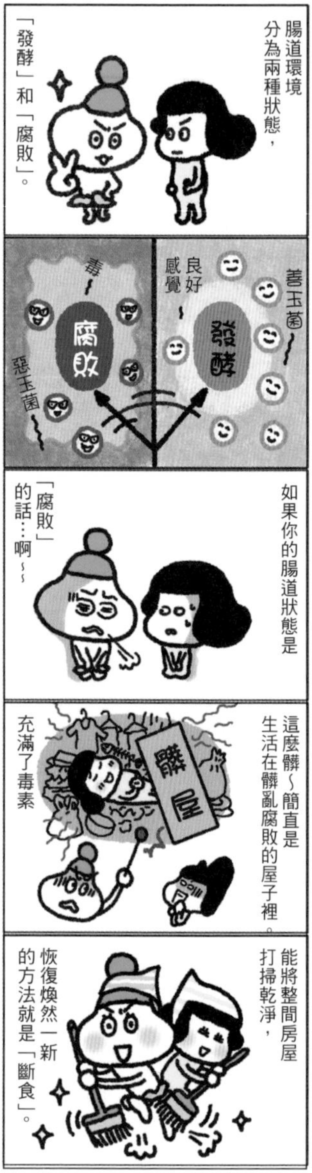

健康的標準是，1天排便2至3次，1天約400至500公克。若沒有相當自覺地攝取膳食纖維和酵素的話，幾乎不會達到這樣的份量。如果腸道內善玉菌（即消化道機能中的好菌）「發酵」的話，就會排出好便，身體變健康。反之，若體內留下滿是惡菌的大便的話，腸壁就會吸收這些毒素，身體狀況就會變差。

所謂毒素，意指氮素殘留物（各式各樣的阿摩尼亞化合物）。當它堆積在腸道內「腐敗」且量過多後，一部份的毒素會被腸道吸收，血液也隨之被污染。但若善玉菌活躍的話，就會重新分泌食物酵素，不僅能幫助消化，還能改善腸道狀態，減少氮素殘留物。總之，斷食可以一掃惡玉菌，增加善玉菌，為身體健康奠定穩固的基礎。

營養界的新星

短鏈脂肪酸

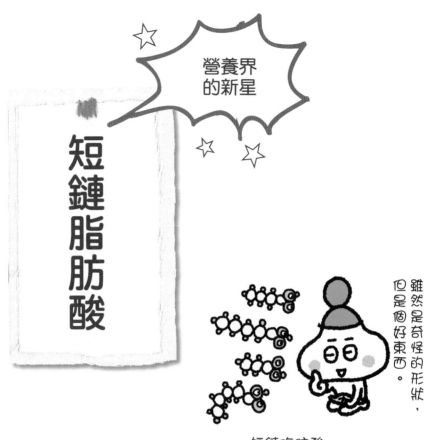

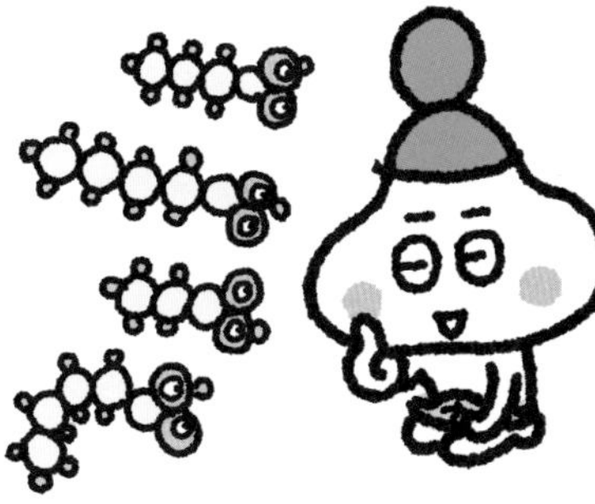

短鏈脂肪酸

大量攝取昆布或寒天等水溶性纖維的話，可以讓體內產生短鏈脂肪酸。

所謂短鏈脂肪酸，就是經由大腸的細菌發酵而產生的有機脂肪酸，也是大腸黏膜的營養源。同時，也能幫助維護腸黏膜細胞的健康，讓腸黏膜分泌足夠的黏液。再來，它具有降低膽固醇、改善腸道蠕動的優點，所以在營養學界，有「二十世紀最後的熱門話題」之稱。

黑醋或醃梅乾富含短鏈脂肪酸。在酵素斷食期間食用非常有效。淨化血液所需天數約1至10天、淨化腸道所需天數為15至16天。當結束酵素斷食療程後，也要維持食用海藻或黑醋、醃梅乾的習慣。

新發現滿載！身體產生變化了！酵素輕斷食的作用

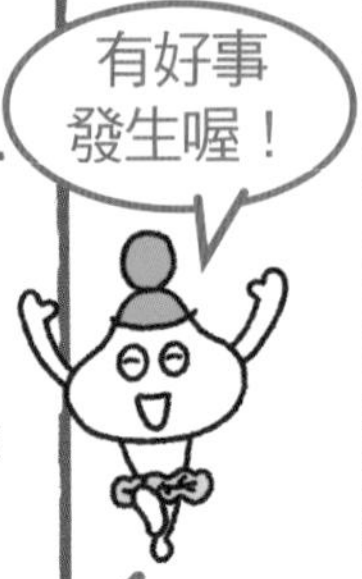
有好事發生喔！

實行酵素輕斷食

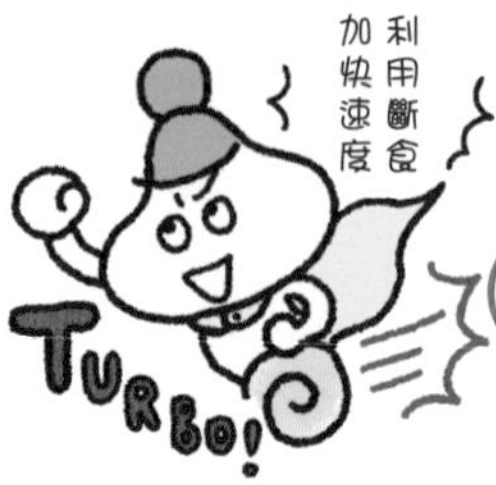
利用斷食加快速度
TURBO!

細胞崩壞

清除身體髒污細胞的細胞便秘（蓄積在細胞內的膽固醇、中性脂肪、硬化斑等）

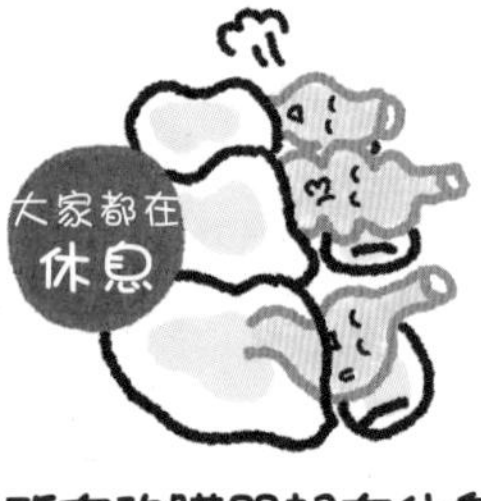
大家都在休息

所有的臟器都在休息

以消化系統為中心，讓呼吸器官、肝臟、腦部休息，恢復精神。

在消化時要使用的酵素會被保存起來。

大腸環境改變

原本充斥著腐敗菌的腸道環境變乾淨了，善玉菌將位居上風。

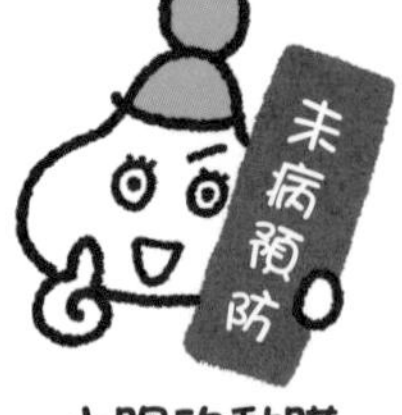
未病預防

小腸的黏膜免疫活性化

全身的免疫細胞有80%集中在小腸。免疫細胞會經由斷食活性化，進而提高免疫力。

好轉反應

細胞崩壞後，在取代被毒素（膽固醇、中性脂肪、硬化斑等）入侵血液的過程中，會出現想吐、倦怠感、頭痛等幫助身體好轉的各式各樣反應。（請參照第77頁，視個人體質而定）

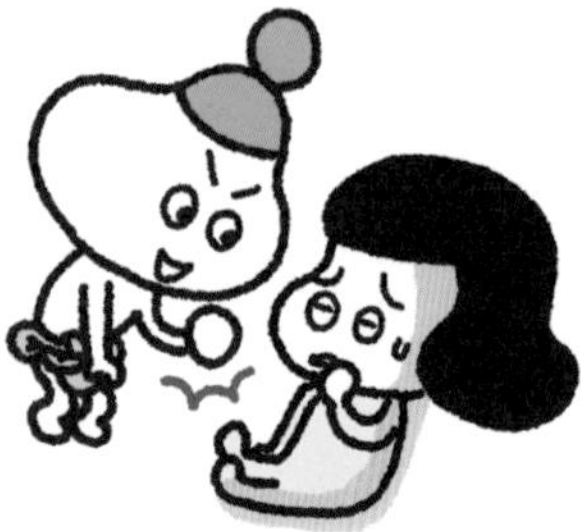

經過復食期間

排出「細胞廢物」的宿便！

排出不論味道、顏色、份量都異於往常的宿便。（請參照第 4 頁。依照體質、復食期間不同，會有個人差異）。

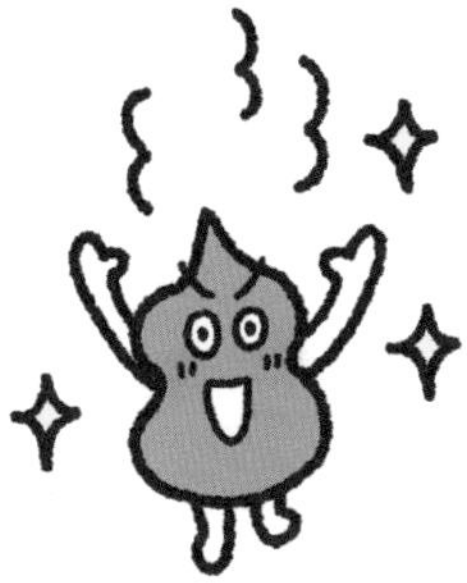

新細胞脫胎換骨

雖然細胞每天反覆汰舊換新，但是經由酵素斷食，可以重整細胞崩壞的步調，讓細胞再生可以更加順利。新細胞脫胎換骨後，可以提高新陳代謝，成為易瘦的健康身體。

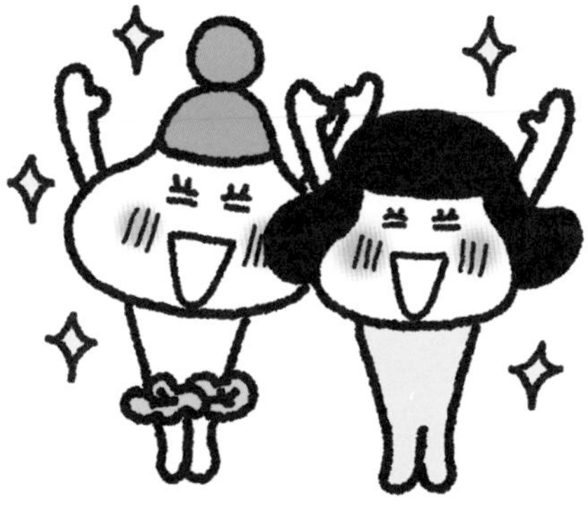

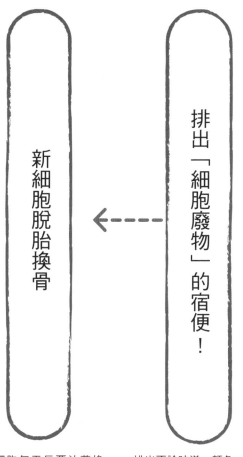

總結

免絕食
免斷水
因為是酵素斷食，
所以很棒。

酵素斷食是免禁食的。它是藉由食用蔬菜泥或飲用蔬果汁的方式，幫助身體吸收酵素的半斷食療法。若是一般的斷食法，身體容易偏酸性，使抵抗力變弱，容易生病。但透過食用生蔬菜或水果進行酵素斷食，身體會偏鹼性，有效預防變成酸性體質。

此外，身體攝取酵素，能幫助消化，排泄質差的細胞廢物。再者，可以讓五臟六腑休息，不浪費身體潛在的酵素，並提高細胞新陳代謝或再生能力。像這樣，一個月只要進行一次為期兩天的酵素輕斷食，對於淨化腸道、重建腸道環境相當有益。

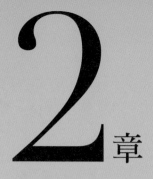

2章

現在，就開始進行酵素輕斷食吧！

不需要任何特別的物品。
只需要毅力，以及少許充裕的時間。
再準備好蔬菜或水果，以及醃梅乾就 OK ！
也請搭配閱讀出門在外也能實行的酵素輕斷食訣竅和方法。

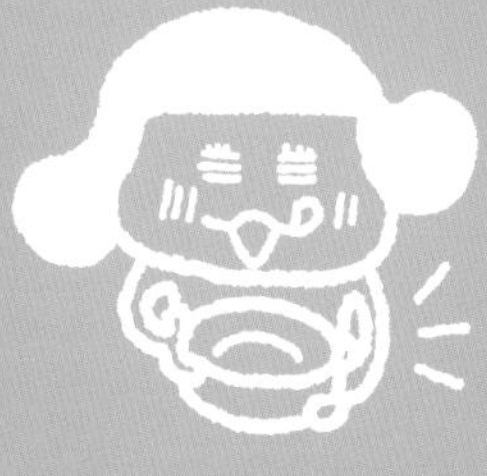

酵素輕斷食 3 種飲食計畫

依照興趣、生活型態，
選擇喜歡的酵素輕斷食計畫吧！

專為入門者設計為期兩天的酵素輕斷食，能幫助身體順利攝取酵素，也能輕鬆完成療程。要注意控制好前一天晚餐的食量；此外，結束斷食後儘量避免食用加熱過的食物，並以好消化的餐點為主，這幾件事非常重要。斷食期間，盡可能飲用大量礦泉水（一天至少10杯）吧！喝水，可以有效幫助毒素藉由汗或尿液排出。

斷食並非自己想怎麼做就怎麼做，請從以下的三種飲食計畫中選擇適合自己的方式，食譜內容以及調味方式也請遵從本書的指示。

蔬菜泥輕斷食計畫

只吃蔬菜泥。
可以有效攝取酵素。

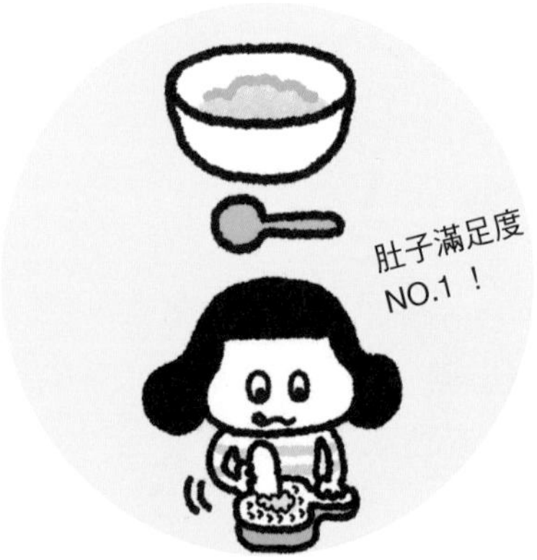

生蔬菜富含大量酵素，最有效攝取酵素的方式就是食用蔬菜泥。

透過研磨的方式，可以破壞蔬菜細胞膜，釋放原本潛藏其中的酵素，利於被人體吸收，提升兩倍以上的攝取量。另外，酵素可以幫助消化系統變得順暢，使身體停止浪費體內酵素。為了使蔬菜泥好入口，請加上富含酵素的調味醬（第 40 頁）吧！

酵素蔬果汁輕斷食計畫

將水果＆蔬菜放入榨汁機，榨完的蔬果渣也一起食用。

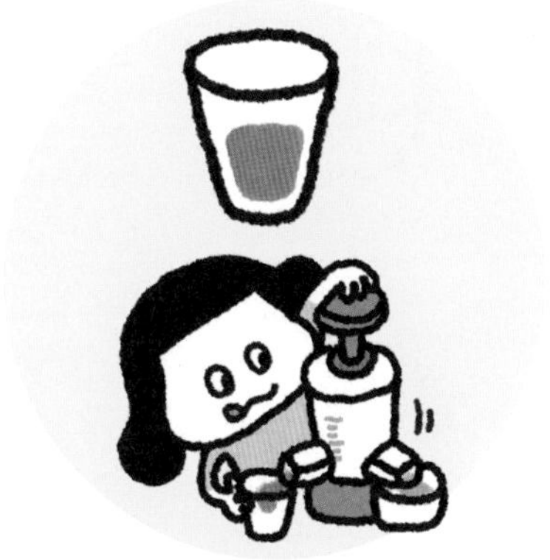

以當季水果為主，搭配生蔬菜一起榨汁的酵素蔬果汁計畫。

水果，除了含有與生俱來的酵素成分，也富含抗氧化力強的維他命、礦物質、植化素以及膳食纖維。其中的果糖和葡萄糖含量相當豐富，能快速轉化成能量，而不會造成腸胃負擔。而且水果水分多，所以能增進身體排泄機能，很適合斷食期間食用。

榨汁時，需使用不會因高速運轉而產生高溫破壞酵素的慢磨蔬果機。在榨汁後，要連同蔬果渣一起食用。

外出也ＯＫ輕斷食計畫

在工作場所也ＯＫ。試看看也能在便利商店買到的酵素食品

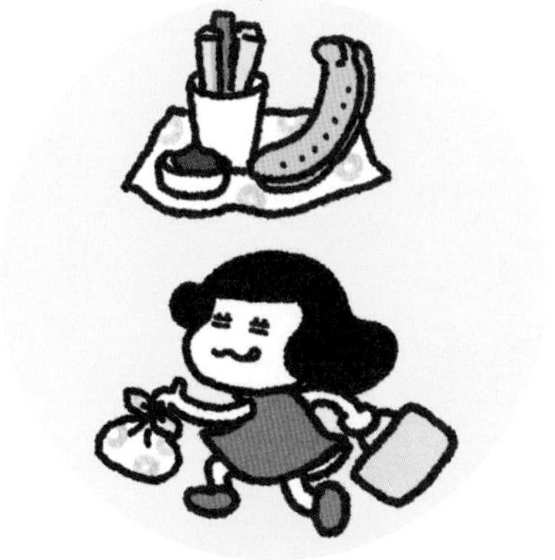

此法推薦給出門在外無法製作蔬菜泥以及沒有榨汁機的讀者們。

材料以方便在超市或便利商店買到的食材為主。

由於無法使用磨泥器以及榨汁機的緣故，所以即便食用香蕉或草莓等口感柔軟的水果，也需充分地咀嚼，以利身體消化。

因為經過長時間擺放的超市生菜沙拉或切片水果容易氧化，讓營養流失，所以請避免食用。

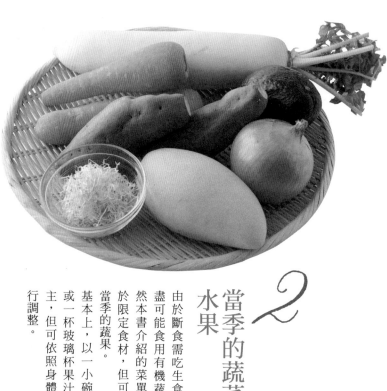

開始進行斷食需要準備的物品

只需備好以下六項物品就萬事俱全，其中也包括有助於養成酵素飲食習慣的東西。

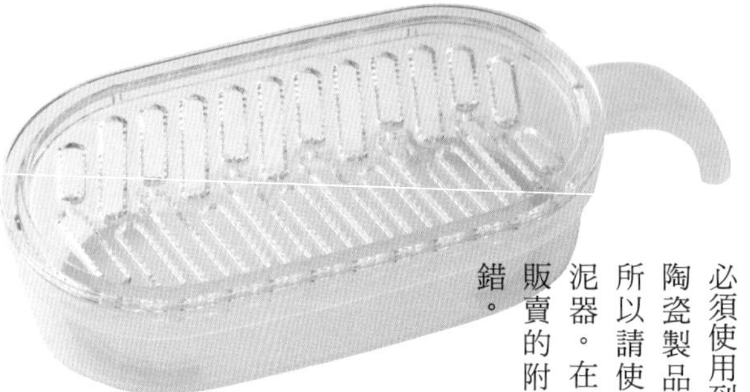

1 磨泥器

什麼工具都可以不要，唯獨不能沒有進行酵素飲食必須使用到的磨泥器。陶瓷製品磨泥效果不佳，所以請使用刀刃銳利的磨泥器。在39元或49元商店販賣的附盒磨泥器也很不錯。

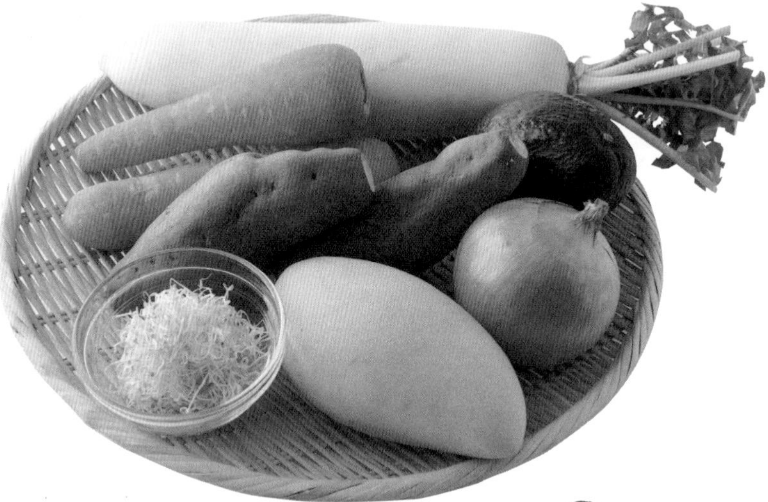

2 當季的蔬菜、水果

由於斷食需吃生食，所以盡可能食用有機蔬菜。雖然本書介紹的菜單內容屬於限定食材，但可替換成當季的蔬果。

基本上，以一小碗蔬菜泥或一杯玻璃杯果汁的量為主，但可依照身體狀況進行調整。

3 慢磨蔬果機

買一台慢磨蔬果機吧。攪拌機或高速運轉的果汁機會摩擦生熱，破壞酵素或營養素。若是用低速榨汁的慢磨方式，能防止食材氧化並保留營養，充分攝取到酵素或植化素。

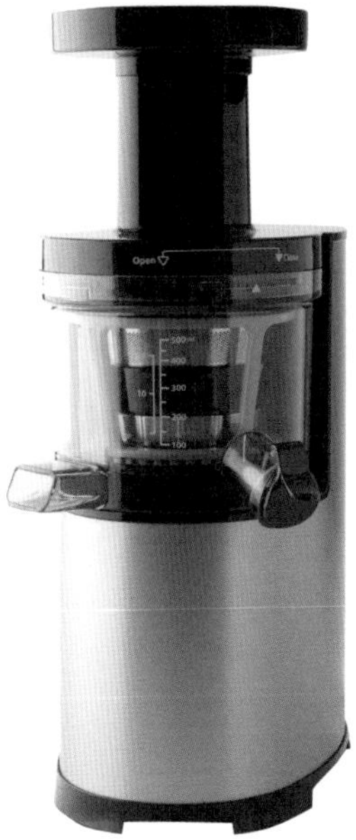

4 亞麻仁油

亞麻仁油所含的Omega-3，富含優質脂肪酸「α－亞麻油酸」。這是最優質的Omega-3，也是體內無法製造的必須營養素。亞麻仁油能製造細胞膜，清澈血液，增加好的膽固醇。

但亞麻仁油容易變質，所以請盡快食用或避免加熱使用。推薦瓶身具遮光性的有機亞麻仁油。

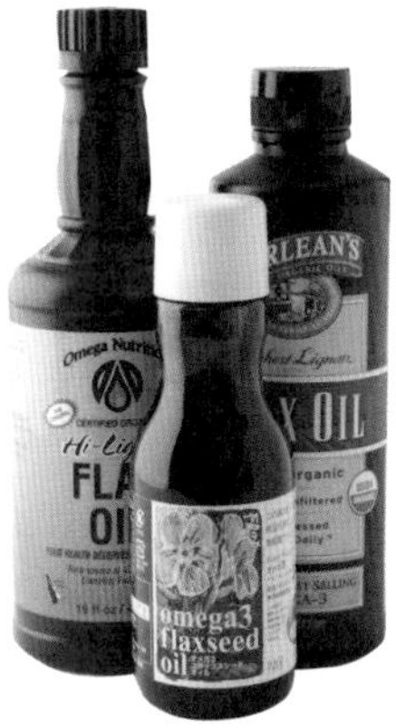

5 羅漢果萃取物

具有低GI值、低卡路里的特性，是抗氧化作用高的甜味料，能有效抑制身體氧化，且富含維他命E、鐵、礦物質。從羅漢果的果實中萃取而出，果實的甜度據說是砂糖的300至400倍。

分為含有顆粒和單純液體兩種，但最推薦的是以天然羅漢果萃取而成的100%萃取液。一般都當作增添甜度的調味醬來使用。

6 味噌和黑醋

味噌是發酵食品，藉由酵母菌的作用，可以避免體內過度消耗酵素，所以常被用在斷食飲食中。

黑醋的抗氧化作用高，潔淨血液的效果也非常優越。即便在斷食期間也能促進血液循環，利於身體排毒。

斷食2天日程表

以下是斷食期間的注意事項和日課表。
請確實遵守，並留意睡眠時間與適度地運動。

星期六（第一天）～星期日（第二天）

日課表

中午前

6點……起床

6點30分……走路、做簡單的體操或是收音機體操

7點30分……早餐　酵素輕斷食

12點……午餐　醃梅乾‧白開水

午後……練習呼吸法或泡澡

18點……晚餐　酵素輕斷食

22點……上床睡覺

度過斷食期間的重點

1 飲用礦泉水等優質水，一天最少要喝10杯或是更多的水，能幫助身體新陳代謝。將水放在身邊，可以

隨時取用。

2 請多做足浴（第66頁）、岩盤浴、低溫三溫暖、酵素浴等能幫助出汗的活動。

3 非常推薦瑜珈、步行運動、伸展運動、散步、收音機體操等可促進新陳代謝的輕量運動。

4 晚上八點前用完晚餐。讓身體充份休息，並睡足八小時。雖然斷食期間食用的是蔬菜泥或蔬果汁，但只要在八點過後進食，都會造成身體負擔，降低新陳代謝率。早睡的話，有助於細胞再生，促進新陳代謝，讓斷食的效果更好。

5 為了幫助血液循環，請留意體溫。（利用熱水袋或暖暖包。請參照第83頁）

6 請勿服用藥物或保健食品。

7 請勿抽菸、飲酒。

8 請勿飲用含有咖啡因的飲料，如咖啡或綠茶等。

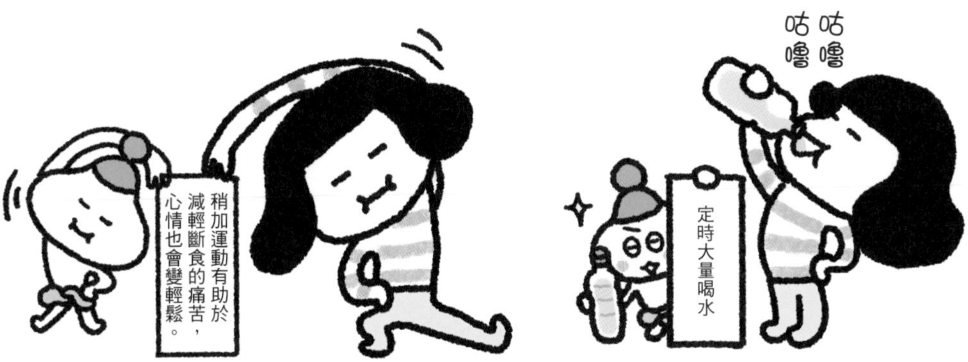
咕嚕咕嚕
定時大量喝水
稍加運動有助於減輕斷食的痛苦，心情也會變輕鬆。

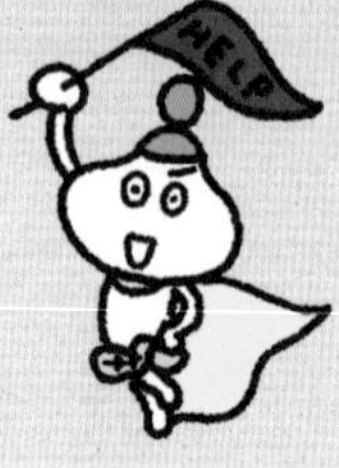

利用鶴見式超級調味醬，突破過於單調的酵素斷食

酵素輕斷食是能進食的療法，所以其特色在於不會饑餓難耐。但唯一會令人感到辛苦的，是需要習慣白蘿蔔泥和小黃瓜泥的輕淡口味。不過不用擔心，我們準備了能增進食慾的鶴見式超級調味醬。即使在斷食期間，也能嚐到油脂、甜味、濃郁的味噌或果實的酸味。只要有了它，在枯躁乏味為期兩天的鶴見式斷食營期間，大多數的人也能順利完成。

醃梅乾富含能抑制自由基生成的「過氧化氫酶（catalase）」酵素，是種非常優秀的抗氧化食物。生味噌則是發酵食物的代表，從中也能攝取到完整的酵素。另外，亞麻仁油也是在酵素斷食中不可或缺的，它可以產生好的細胞膜，維護大腸健康。而維他命C含量豐富的柑橘類食物，則可以預防在斷食過程中肌膚變粗糙，理所當然是「超級」配角。

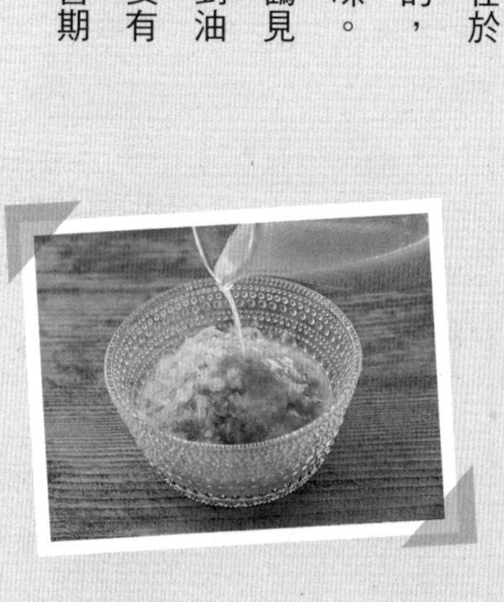

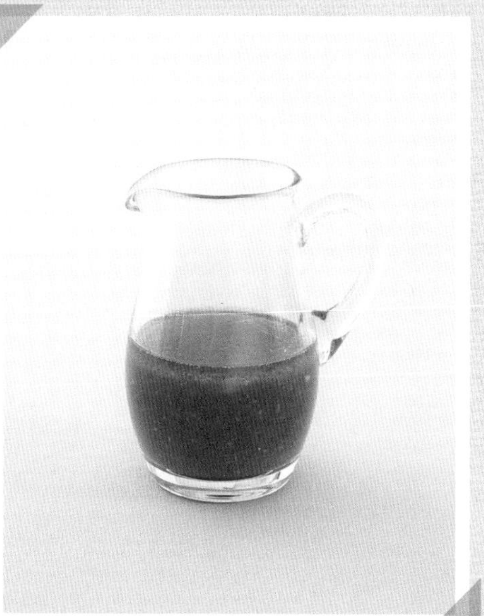

能同時攝取到甜味和油脂！
美味的秘訣在於滑順的濃郁口感

醃梅味噌調味醬

醃梅乾 ‧‧‧‧‧‧‧‧‧‧‧‧‧‧ 大的 1 個
味噌‧‧‧‧‧‧‧‧‧‧‧‧‧‧‧‧‧ 1 小湯匙
醬油‧‧‧‧‧‧‧‧‧‧‧‧‧‧‧‧ ½ 大湯匙
水 ‧‧‧‧‧‧‧‧‧‧‧‧‧‧‧‧‧‧ 25ml
醋 ‧‧‧‧‧‧‧‧‧‧‧‧‧‧‧‧ ½大湯匙
亞麻仁油‧‧‧‧‧‧‧‧‧ ½（參照第 95 頁）
羅漢果萃取液 ½大湯匙（參照第 95 頁）

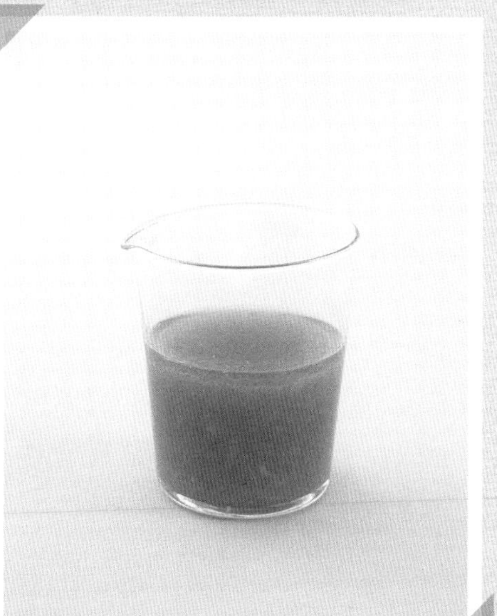

爽口的酸味中
散發輕淡的蔬菜味

柑橘調味醬

柑橘果汁（橘子、柚子等）‧‧‧‧‧ 5 ml
羅漢果萃取液‧‧‧‧‧‧‧‧‧‧ 1 小湯匙
鹽巴‧‧‧‧‧‧‧‧‧‧‧‧‧‧‧‧ 1 小撮
醋 ‧‧‧‧‧‧‧‧‧‧‧‧‧‧‧‧ 1 小湯匙
醬油‧‧‧‧‧‧‧‧‧‧‧‧‧‧‧ 1 小湯匙
亞麻仁油 ‧‧‧‧‧‧‧‧‧‧‧‧ ½ 大湯匙

預備期吃對了，讓斷食成效up！

在斷食的前一天完全不進食是錯誤的觀念。
只要留意這一天所吃的食物，就會有驚人的效果出現。

為了讓胃腸準備休息的一天

這一天吃下肚的食物，決定了斷食的效果。因為實行斷食的前一天，是為了幫助胃腸進入休眠狀態的大日子。前一晚若吃進豬排或蛋糕等需費時消化的食物，隔天即便刻意進行輕斷食，吃下肚的酵素也會為了幫助消化這些食物而先被挪用。此外，體內原有的潛在酵素也會被浪費掉。酵素斷食最大的特色，在於能保存身體的潛在酵素，並盡可能讓胃腸在休息的同時，達到清除身體廢物的目的。所以請多加留意前一天的進食量與餐點內容等。

預備期食物的重點在於，要吃低卡路里的食物，不吃消化時間長的動物性蛋白質，早餐也要捨棄碳水化合物。這一天的進食量約為平日的6至7成。在此為大家介紹理想的預備食。

前一天的預備食

早

鳳梨
蔬菜泥（超級調味醬）
・白蘿蔔＋小黃瓜
醃梅乾

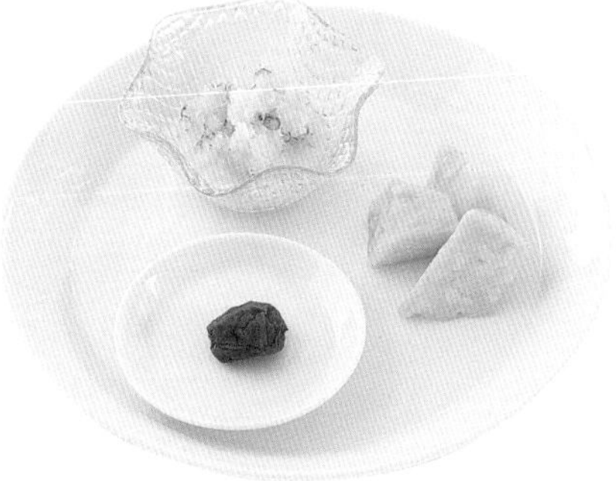

午

地瓜
海藻沙拉

在外用餐的話，
主食請換成蕎麥麵

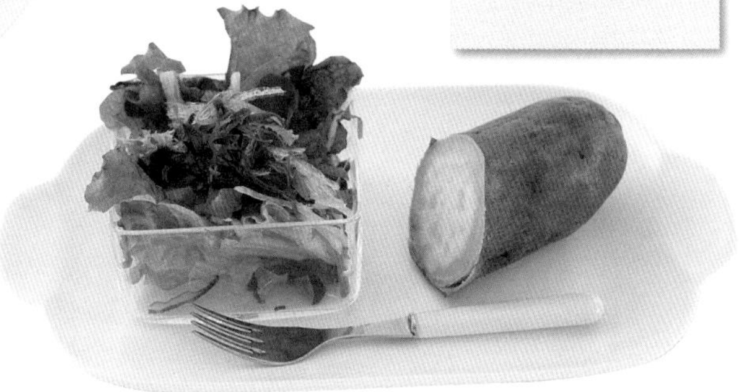

夜

味噌湯
口感柔軟的雜糧飯
燉煮蔬菜
酪梨蔬果沙拉

若時間充裕的話，可使用七分米，搭配上寒天粉、昆布、乾香菇、牛蒡絲、雜糧等食材一起炊煮。這些食物富含礦物質、膳食纖維，值得推薦。

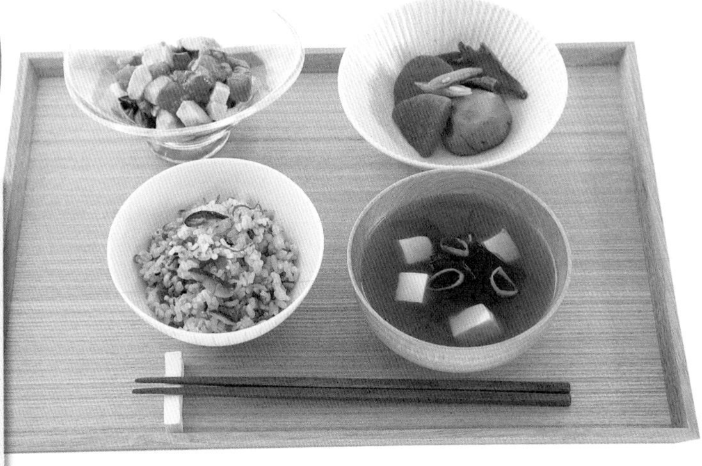

有效攝取酵素

蔬菜泥
輕斷食計畫

準備的食材

- 白蘿蔔
- 小黃瓜
- 紅甜椒
- 西洋芹
- 高麗菜
- 蕃茄
- 醃梅乾

●所有酵素輕斷食的午餐，請喝大量的水及吃 1 至 2 個醃梅乾。

one point advice

白蘿蔔泥可以冷凍。在不接觸空氣的狀態下，將它密封冷凍。在自然解凍後食用（請勿加熱，否則會失去酵素的作用。）

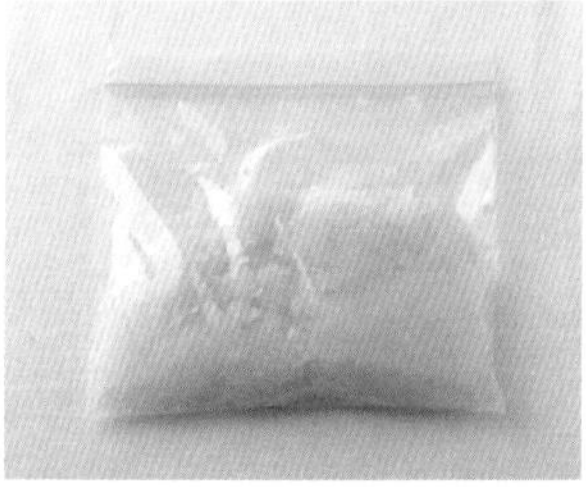

將生蔬菜磨成泥狀後的酵素成分可增加兩倍以上

將生蔬菜磨成泥後，能破壞細胞膜，幫助酵素活絡起來。如此一來，會比單獨食用蔬菜沙拉攝取到更多的酵素。另外，磨成泥後的食物，身體好消化吸收，不會造成胃腸的負擔。

這種能保留體內潛在酵素，並將食物中富含的酵素發揮到淋漓盡致的蔬菜泥計畫，最適合斷食期間食用。這兩天共同的食材是含有大量抗氧化物質的白蘿蔔。請放慢腳步，細嚼慢嚥地品嚐吧！

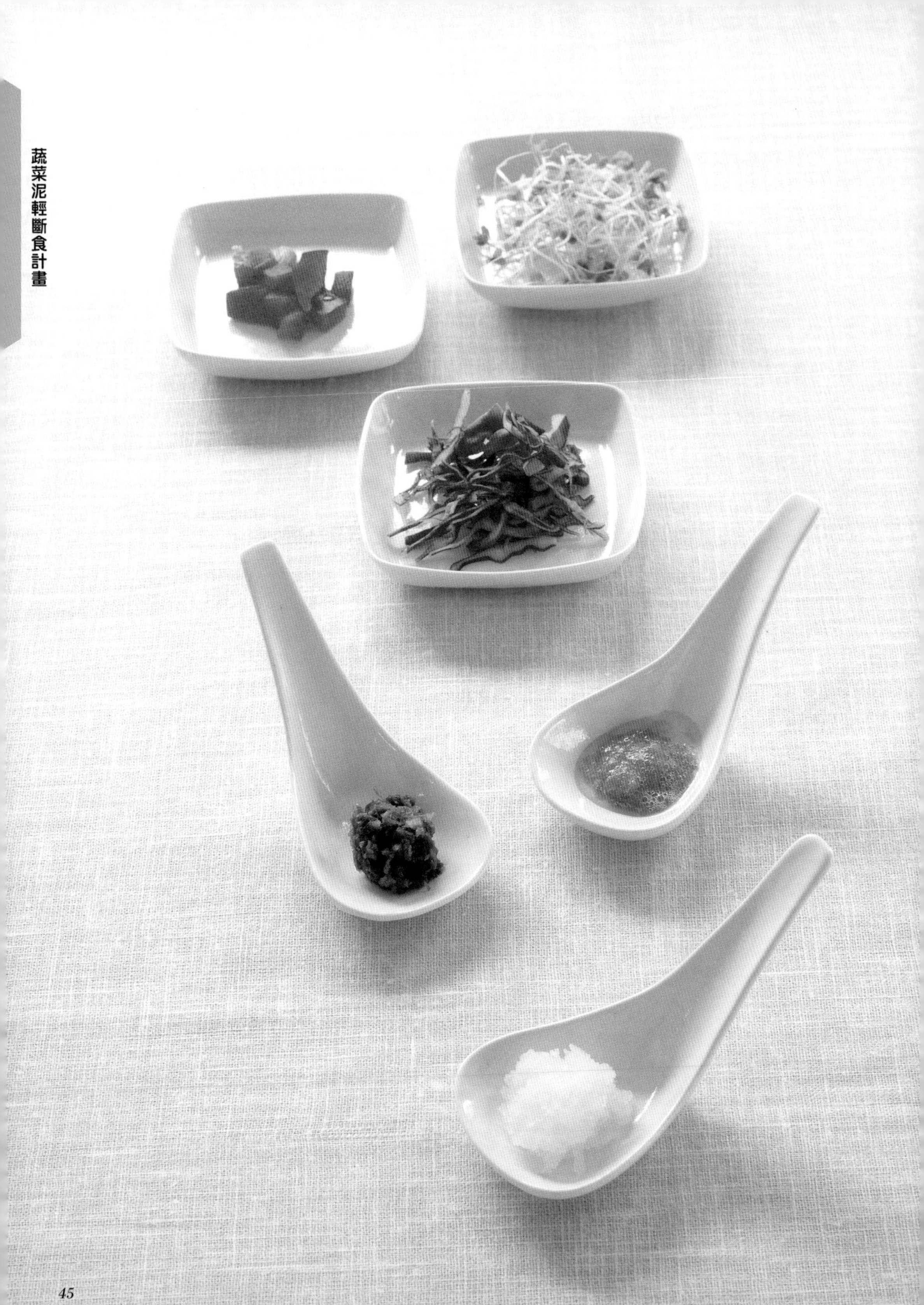

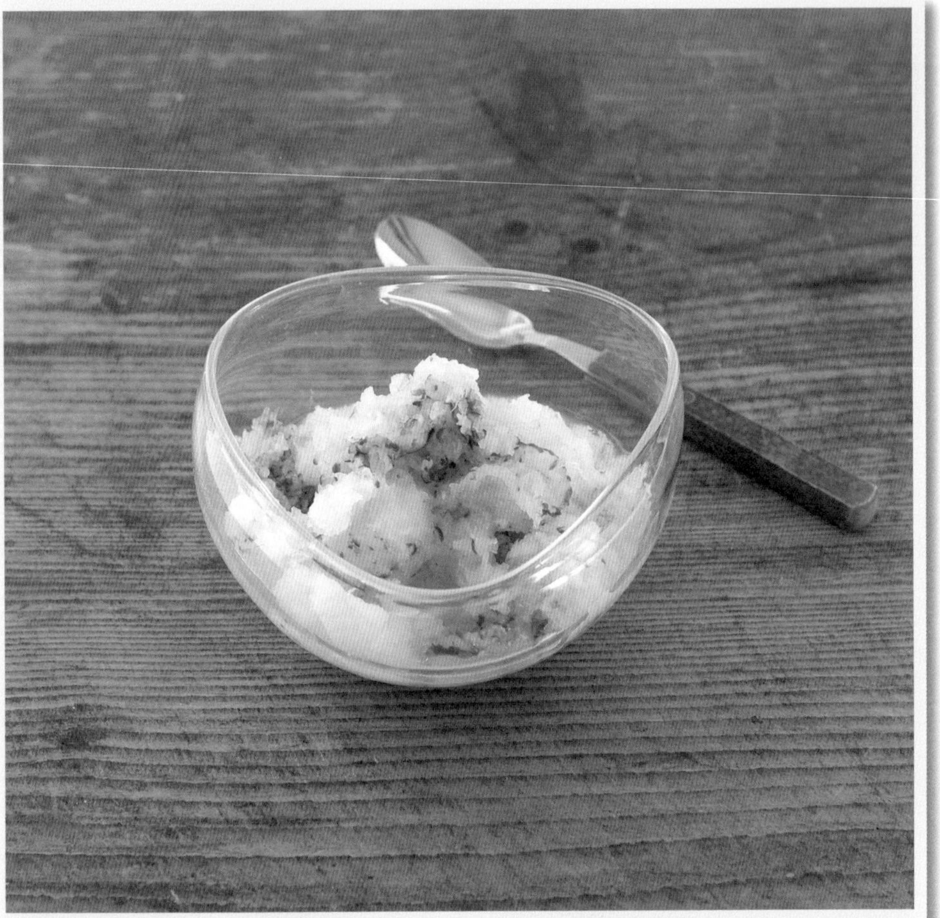

星期六｜早餐

白蘿蔔和小黃瓜磨成泥

生蔬菜磨成泥後，酵素會從被破壞的細胞膜中釋放而出，有利於身體吸收。比起切塊食用後的吸收量更增 2 至數倍之多。

point 白蘿蔔富含抗氧化物質，而且磨成泥後抗氧化作用能更加活躍。小黃瓜富含脂肪分解酵素。此搭配組合是最強的酵素餐點。

材料（一人份）

白蘿蔔⋯⋯⋯⋯⋯⋯⋯⋯⋯⋯ 5 公分

小黃瓜⋯⋯⋯⋯⋯⋯⋯⋯⋯⋯ ½～1 根

作法

① 利用磨泥器，將蔬菜磨成泥。

② 攪拌蔬菜泥，並淋上鶴見式超級調味醬（第 40 頁）食用。

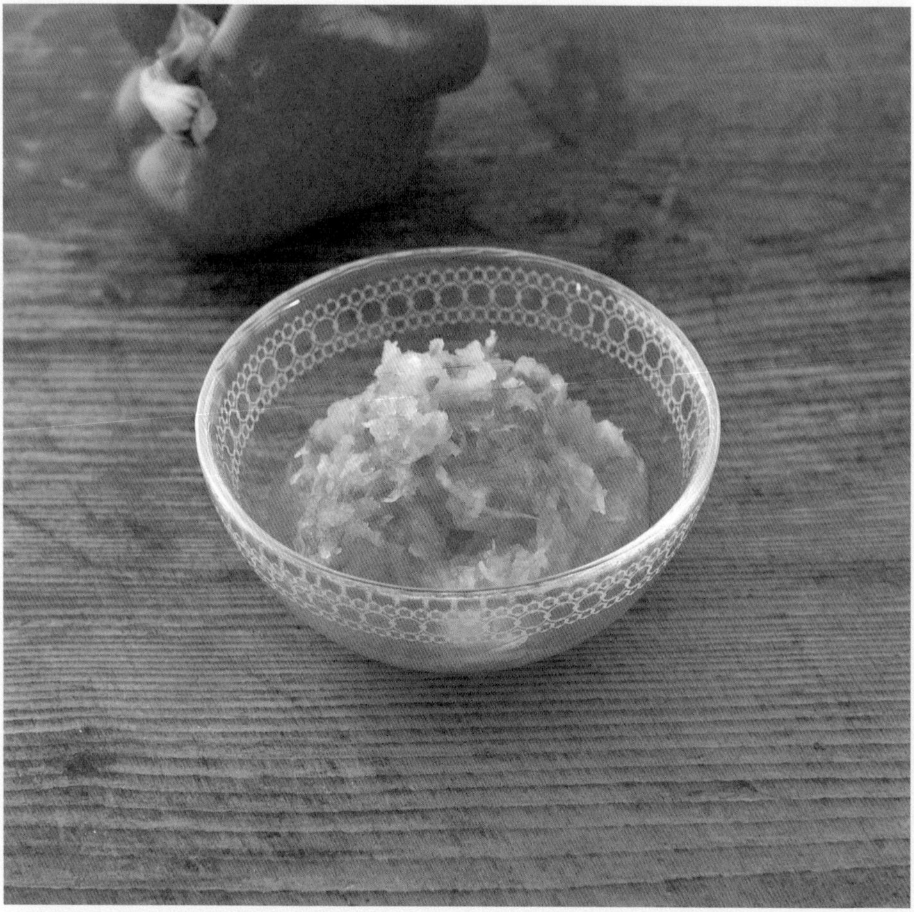

星期六｜晚餐

白蘿蔔和紅甜椒磨成泥

午餐請食用一顆醃梅乾。
盡可能大量飲用水或白開水。

point

紅甜椒比黃甜椒或甜椒含有更多酵素！

材料（一人份）

白蘿蔔……………………5公分
紅甜椒……………………1顆

作法

① 利用磨泥器，將蔬菜磨成泥。
② 攪拌蔬菜泥，並淋上鶴見式超級調味料（第40頁）食用。

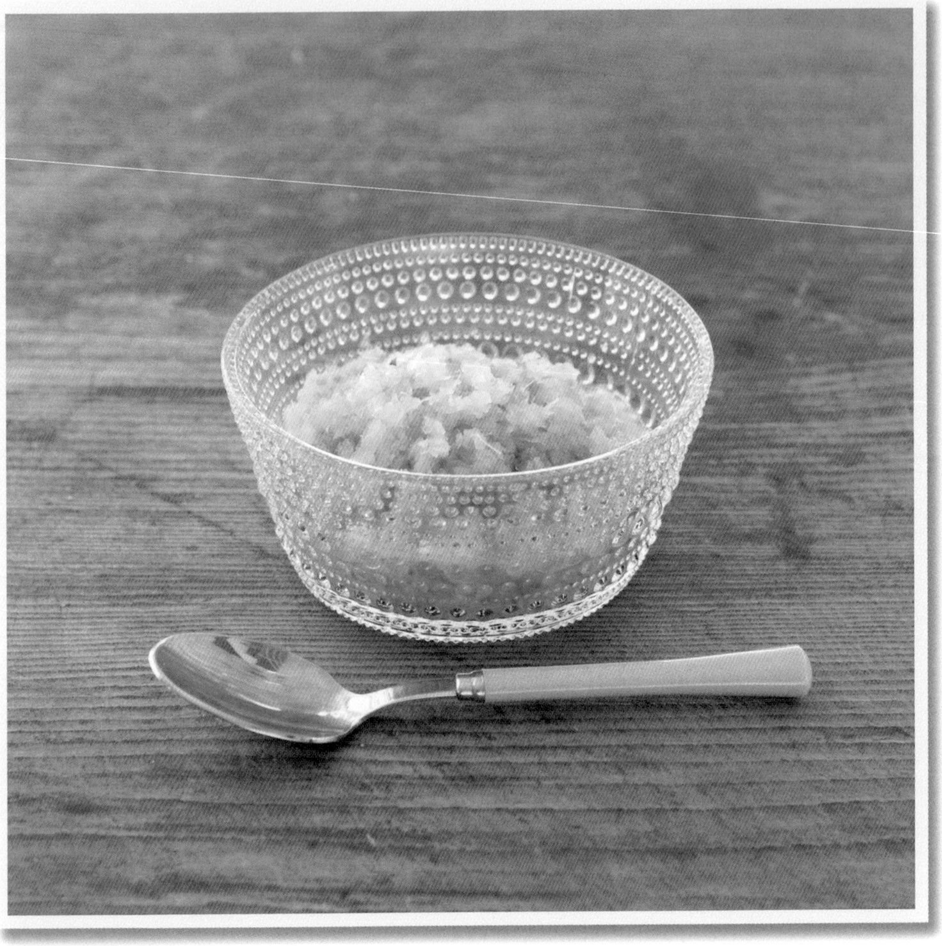

星期日｜早餐

白蘿蔔、西洋芹和高麗菜磨成泥

這時會突然覺得肚子餓。
有些人可能會在此時出現好轉反應（第 77 頁），請勿慌張。

point

西洋芹含豐富纖維質以及能排出多餘鹽分的鉀，所以具有消水腫和排毒的功效。

材料（一人份）

白蘿蔔……5 公分
西洋芹……⅓ 根
高麗菜……2片

作法

① 利用磨泥器，將蔬菜磨成泥。
② 攪拌蔬菜泥，並淋上鶴見式超級調醬（第 40 頁）食用。

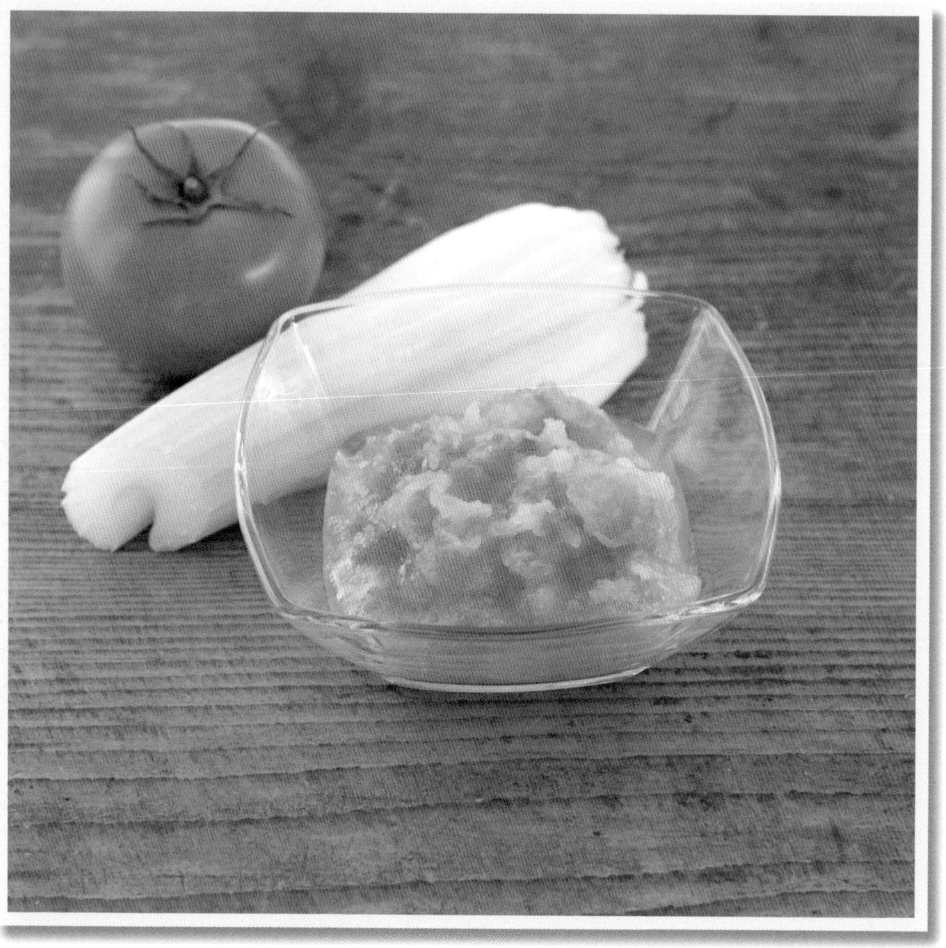

星期日｜晚餐

白蘿蔔、西洋芹和番茄磨成泥

籽含有抑制酵素作用的物質，
所以請剔除番茄的籽。

材料（一人分）

白蘿蔔 ‥‥‥‥‥‥‥‥‥ 5 公分
番茄 ‥‥‥‥‥‥‥‥‥‥ 1 顆
西洋芹 ‥‥‥‥‥‥‥‥‥ ⅓ 根

作法

① 利用磨泥器，將蔬菜磨成泥。
② 攪拌蔬菜泥，並淋上鶴見式超級調醬（第 40 頁）食用。

point

番茄富含能分解脂肪的解脂酵素（lipase），所以能幫助身體消除多餘的脂肪。

準備的食材

（春夏）

- 鳳梨
- 檸檬
- 金棗
- 奇異果
- 白蘿蔔
- 芽苗類蔬菜
- 西洋芹
- 番茄
- 油菜
- 杏仁乾果
- 醃梅乾

（秋冬）

- 橘子
- 蘋果
- 柿子
- 西洋梨
- 生薑
- 油菜
- 地瓜
- 紅蘿蔔
- 無菁
- 白菜
- 醃梅乾
- 杏仁乾果

（盡可能去籽）

●所有酵素輕斷食的午餐，請喝大量的水及吃 1 至 2 個醃梅乾。

one point advice

將榨完汁的纖維放到果汁中一起飲用。吃不完的時候，冷凍保存，之後可以加入咖哩等加以料理。

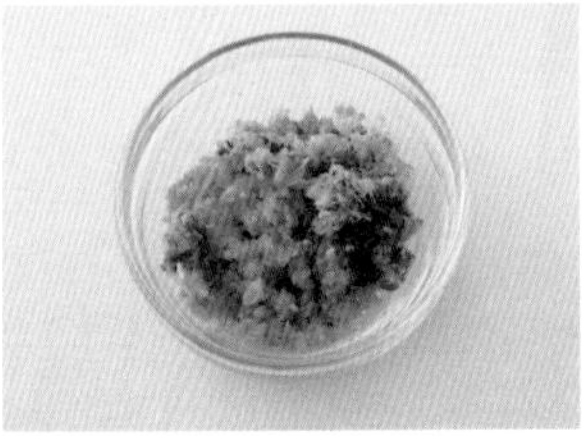

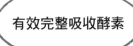

有效完整吸收酵素

蔬果汁
輕斷食計畫

富含優質果糖和葡萄糖的當季水果輕斷食計畫

水果除了酵素之外，也富含大量維他命、礦物質、膳食纖維等，能快速轉化成能量來源的優質果糖或葡萄糖，幫助身體在斷食期間，從早餐開始便能活力十足，迎接新的一天。

本書共介紹兩份當季水果和蔬菜所組合而成的斷食食譜。需注意兩件事，一是請將榨完汁的纖維放到果汁中，混合飲用。二是由於籽會抑制酵素作用，所以請務必去除。

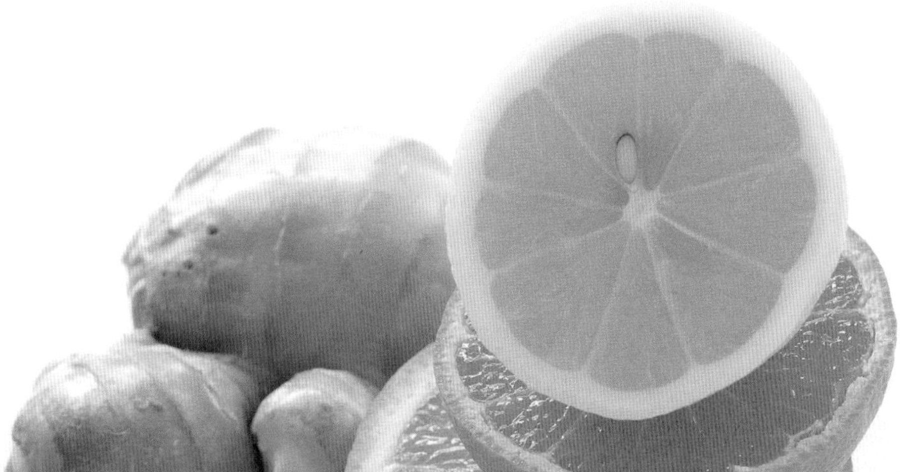

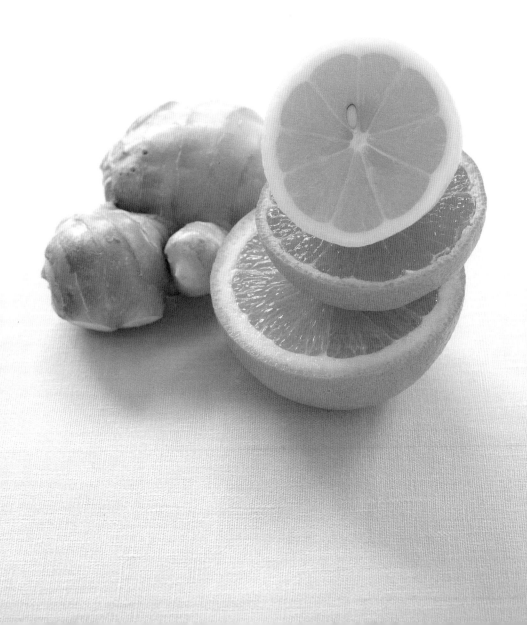

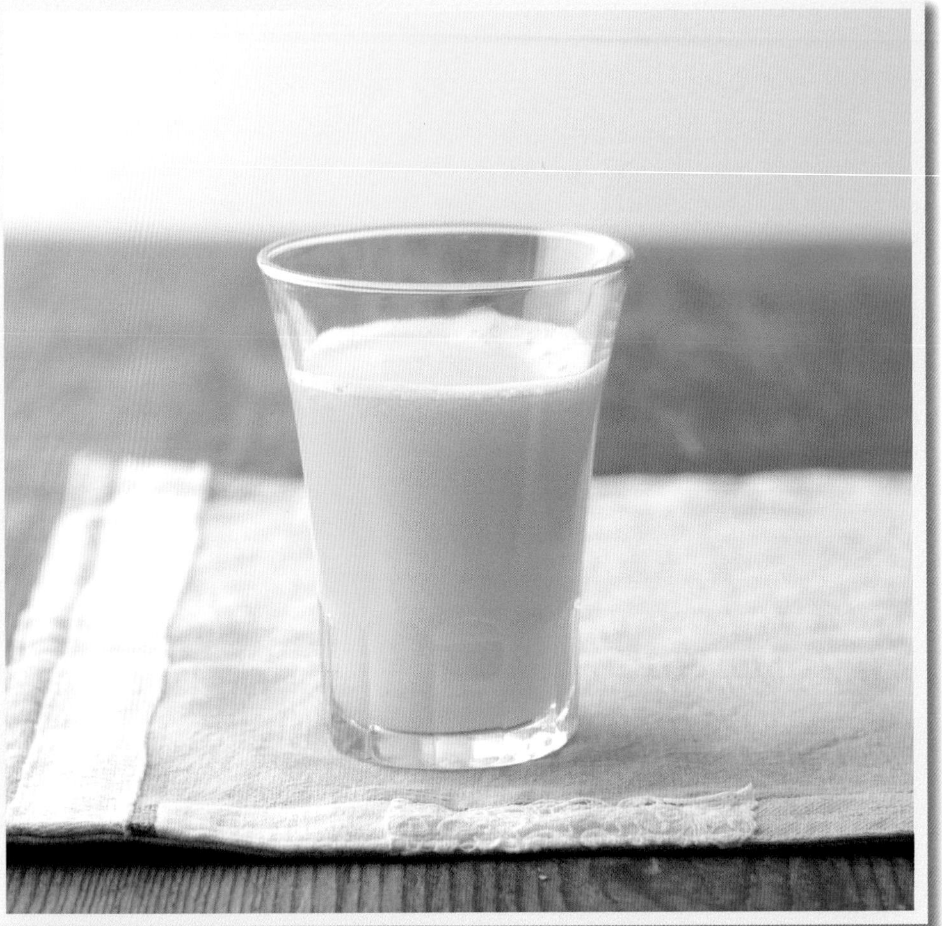

星期六｜早餐（春夏）

鳳梨西洋芹果汁

一旦超過 50 度 C，便會破壞酵素的活躍度，所以不要使用會因高速轉動而發熱的果汁機。若是沒有果汁機的話，用手擠汁也 OK。

point

芽苗類蔬菜富含天然酵素，是含有大量維他命、礦物質的植化素代表食物。

材料（一人份）

鳳梨 ·······4 公分見方塊狀，共 10 塊
西洋芹 ··················· ½ 根
芽苗類蔬菜 ················ 一小把

作法

① 使用慢磨蔬果機將食材磨成泥狀，也可以使用榨汁機或調理機。
② 若沒有果汁機的話，請將芽苗類蔬菜分開食用。

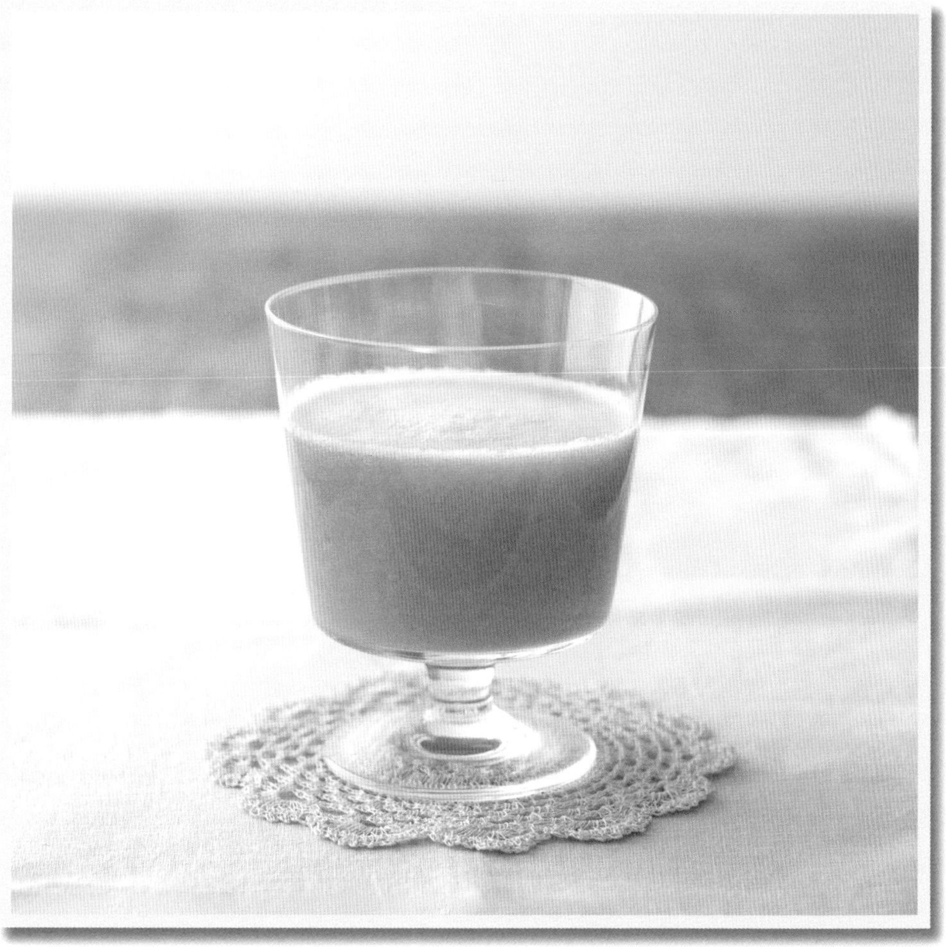

星期六｜晚餐 ——（春夏）

蕃茄檸檬金棗果汁

午餐吃一個醃梅乾。
大量飲用水或白開水。
水果很容易氧化，
所以請快速去皮，切塊。
榨完汁後，馬上飲用。

point 檸檬和金棗皮含有檸檬烯酸的植化素，有益新陳代謝和消化。所以請務必選擇無農藥的品種，連皮一起打汁或磨泥。

材料（一人份）

蕃茄 ………………… 2 顆
檸檬 ………………… ½ 顆
金棗 ………………… 1 顆

作法

① 將檸檬和金棗去皮後，切成一口的大小備用（在無農藥的前提下，可以依照個人喜好連皮一起食用）。
② 使用慢磨蔬果機將食材磨成泥狀，也可以使用榨汁機或調理機。若沒有果汁機的話，請將芽苗類蔬菜分開食用。

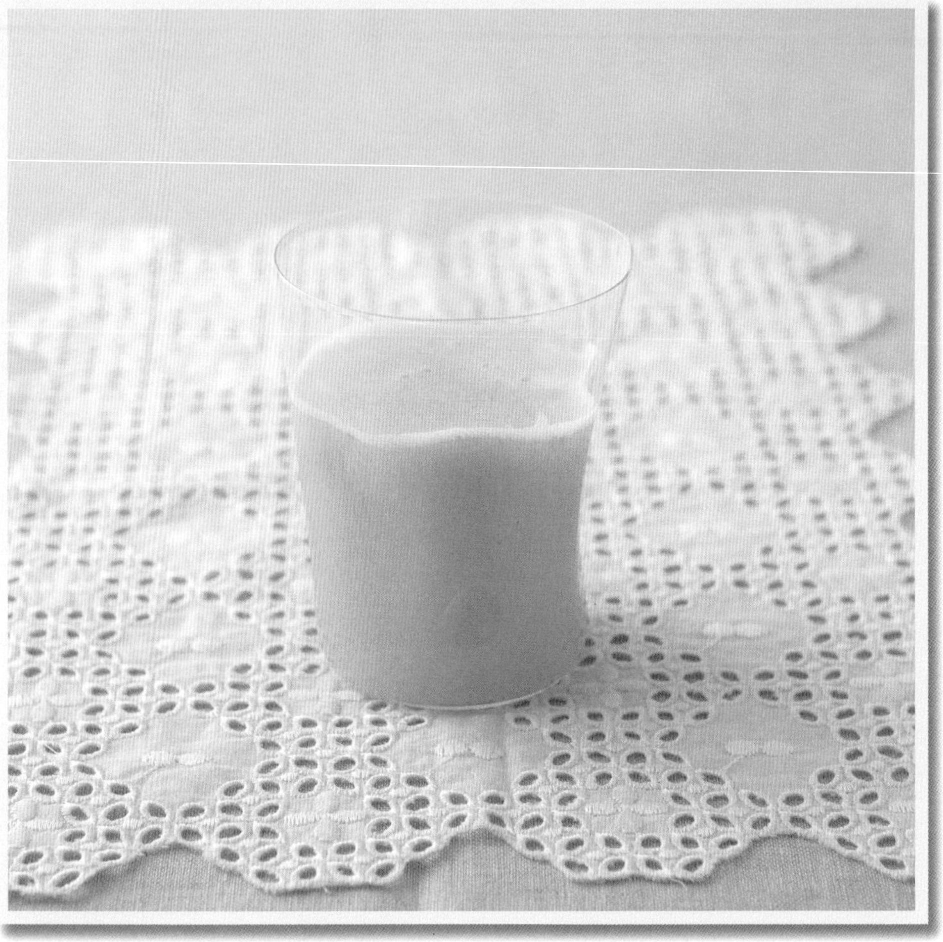

星期日｜早餐（春夏）

奇異果鳳梨清爽果汁

鳳梨的酸味襯托出爽快的口感，
請和榨完汁後的纖維一起飲用吧！

point

奇異果富含蛋白質分解酵素，並具有抑制細菌繁殖的功效。

材料（一人份）

奇異果……………………½ 顆
鳳梨……4 公分見方切塊，共 10 塊
西洋芹……………………½ 根
白蘿蔔………………2 公分塊狀

作法

① 使用慢磨蔬果機將食材磨成泥狀，也可以使用榨汁機或調理機。若沒有果汁機的話，請將芽苗類蔬菜分開食用。

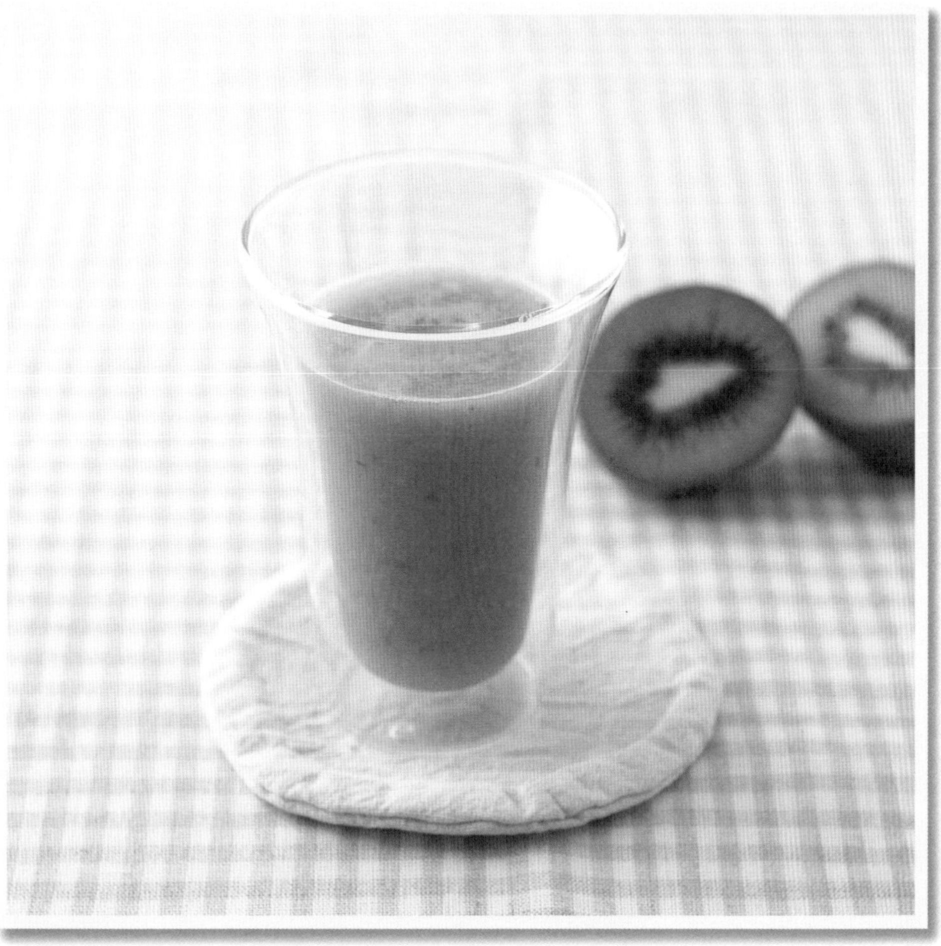

星期日｜晚餐（春夏）

金棗奇異果清爽果汁

金棗的酸味搭配上
奇異果的甜味非常可口。
請細嚼慢嚥地飲用。

point SPROUT 意指「嫩芽」。這類型的蔬菜有蘿蔔葉、苜蓿芽、青花菜芽等可選用。因為青花菜芽沒有特別的味道或口感，所以很適合加入果汁中。

材料（一人份）

金棗	1 顆
油菜	3 根
奇異果	½ 顆
芽苗類蔬菜	一小把

作法

① 使用慢磨蔬果機將食材磨成泥狀，也可以使用榨汁機或調理機。若沒有果汁機的話，請將芽苗類蔬菜分開食用。

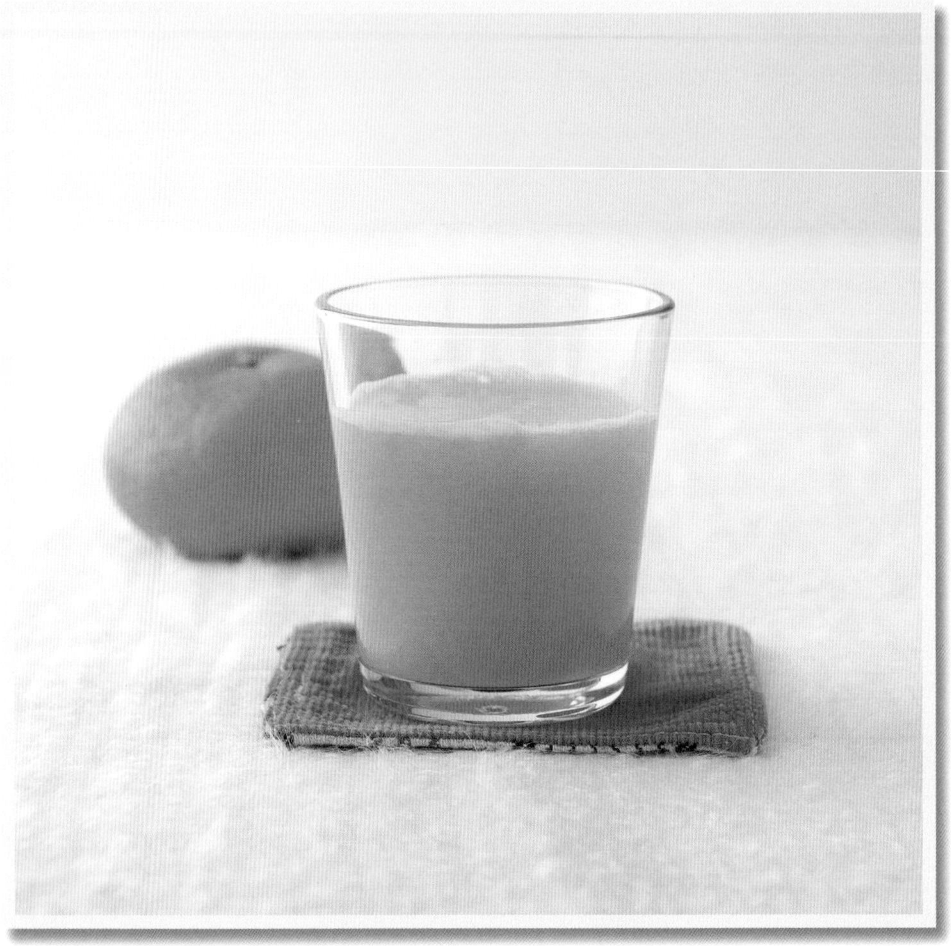

星期六｜早餐（秋冬）

橘子蘋果汁

冬天的水果富含維他命 C。
柑橘富含酵素，請多加攝取。

材料（一人份）

橘子 …………………… 3個
蘋果 …………………… ½ 顆
生薑 ………… 0.3 公分厚一片

作法

① 使用慢磨蔬果機將食材磨成泥狀，也可以使用榨汁機或調理機。若沒有果汁機的話，請將芽苗類蔬菜分開食用。

point

請搭配能使身體暖和的生薑泥一起飲用。

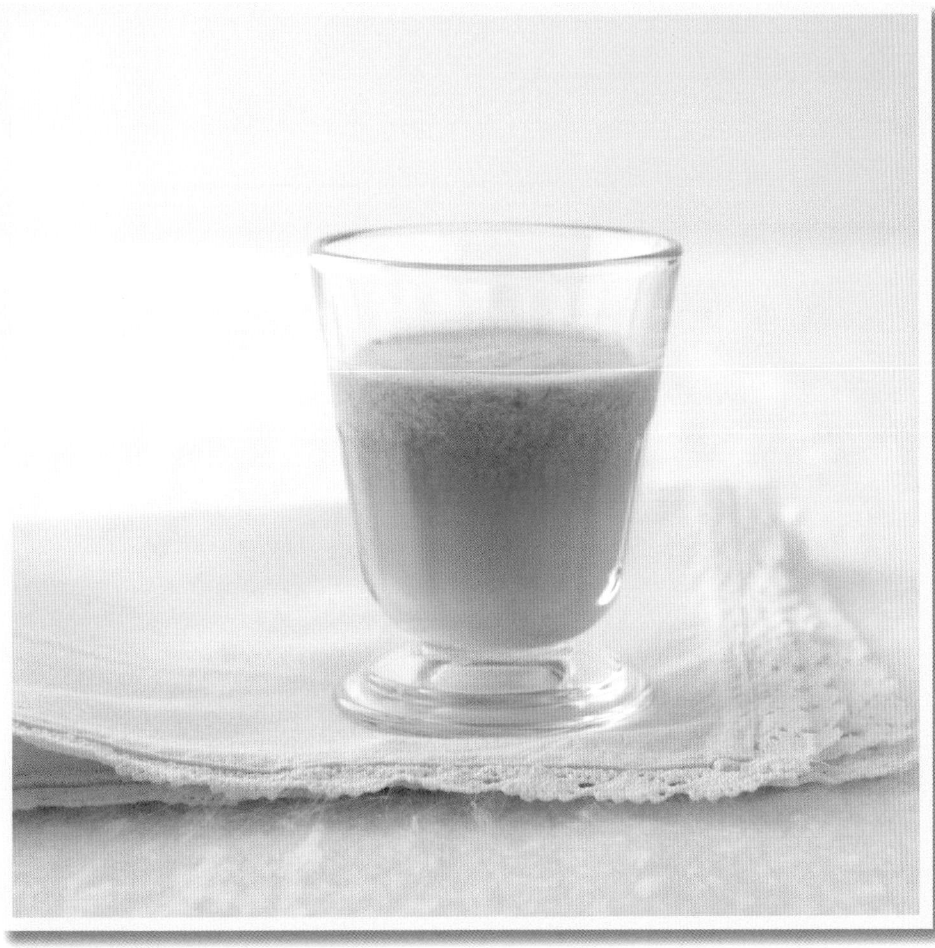

星期六｜晚餐（秋冬）

蘋果柿子地瓜果汁

GI 值低的地瓜是斷食期間
必須攝取的食物。
生食的味道也不會難以下嚥，
很順口。

point

油菜的纖維較粗，所以加入富含水分的蘋果和柿子，能增加口感。

材料（一人份）

蘋果	½ 顆
柿子	1 顆
油菜	3 根
地瓜	⅓ 條

作法

① 使用慢磨蔬果機將食材磨成泥狀，也可以使用榨汁機或調理機。若沒有果汁機的話，請將芽苗類蔬菜分開食用。

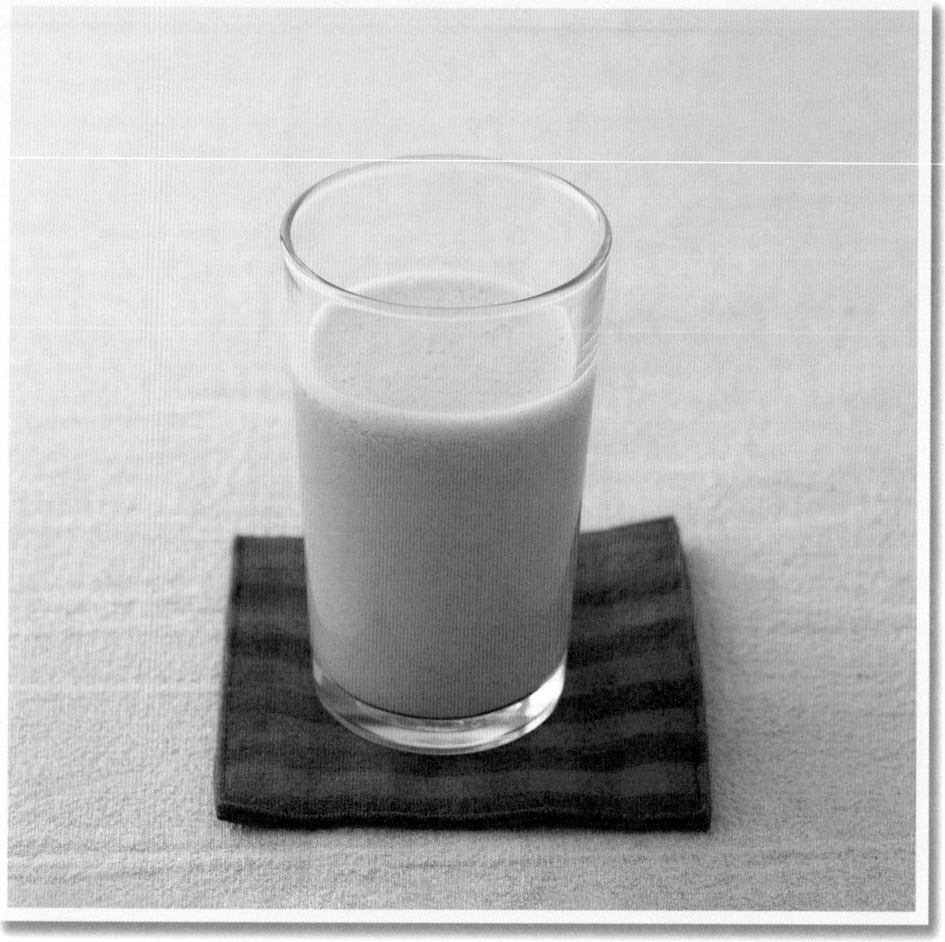

星期日｜早餐（秋冬）

蘋果紅蘿蔔蕪菁綜合果汁

加入富含消化酵素的蕪菁，能幫助因過食及飲酒過度的腸胃稍作休息。

point 杏仁具有抗氧化作用，經油炸後也富含能抑制壞膽固醇的油酸。

材料（一人份）

紅蘿蔔 ･･････････････････ ½ 條
蘋果 ･･････････････････ 1 顆
蕪菁 ･･････････････････ 1 顆
杏仁果
（沒有慢磨蔬果汁機時，請準備少許的杏仁粉）･･････････････････ 5 顆

作法

① 使用慢磨蔬果機將食材磨成泥狀，也可以使用榨汁機或調理機。若沒有果汁機的話，請將芽苗類蔬菜分開食用。

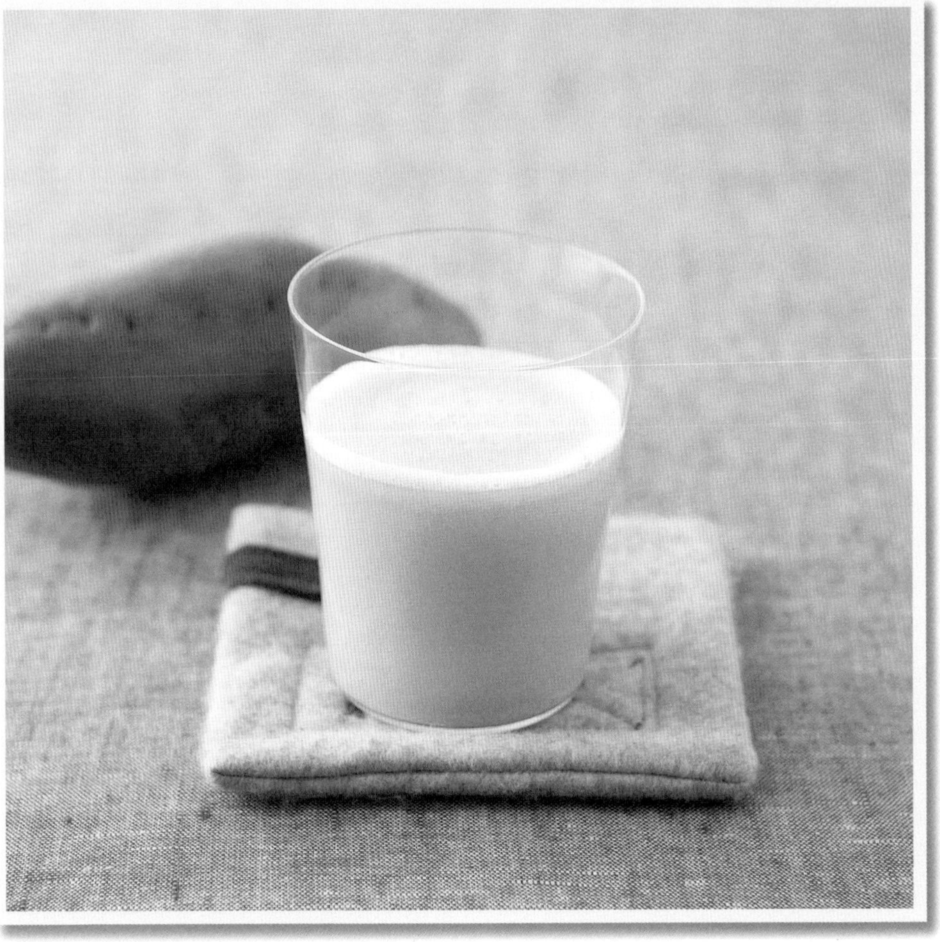

星期日｜晚餐（秋冬）

西洋梨地瓜汁

西洋梨搭配上大白菜和地瓜，
口感滑順，也很對味。
是好喝的白色果汁。

point

西洋梨富含蛋白質水解酵素，能有效促進消化。

材料（一人份）

大白菜…………………… 1片
西洋梨…………………… 1顆
地瓜 …………………… ⅓條

作法

① 使用慢磨蔬果機將食材磨成泥狀，也可以使用榨汁機或調理機。若沒有果汁機的話，請將芽苗類蔬菜分開食用。

忙碌的人也
請不要放棄！

工作或外出時也可進行的輕斷食計畫

準備物品

- 香蕉（有黑斑的）
- 蘋果
- 白蘿蔔
- 芽苗類蔬菜
- 番茄
- 其他蔬菜棒
- 醃梅乾

●所有酵素輕斷食的午餐，請吃 1 至 2 個醃梅乾和喝大量的水。

one point advice

若是準備當晚餐食用的話，為了避免食物接觸到空氣後造成氧化，請先用保鮮膜包好。

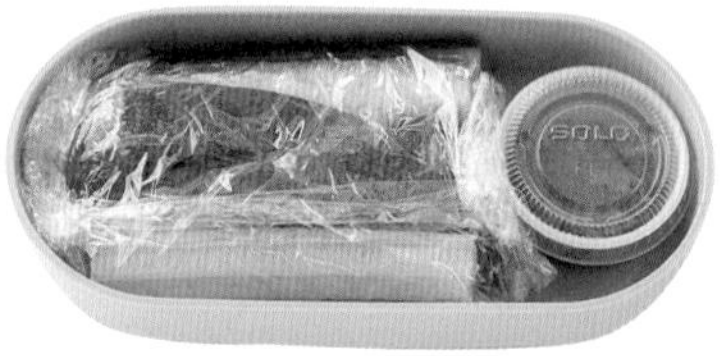

在外只要多花點心思也能進行酵素輕斷食

酵素輕斷食最大的優點就是不需特別到專門機構就能輕鬆進行。第 3 項輕斷食計畫主要推薦給生活忙碌、無法在家製作蔬果泥，或者是沒有磨泥器的人。在超市或超商購買所需食材後，即可帶出門或至公司食用。

書中介紹的食材很容易取得，像是取代超級調味醬的天然釀造味噌、咖哩鹽（含有較多礦物質成分的鹽巴亦可）等，也都能增添食材原有的風味。但是千萬記得吃東西時，咀嚼次數要比以平常多。

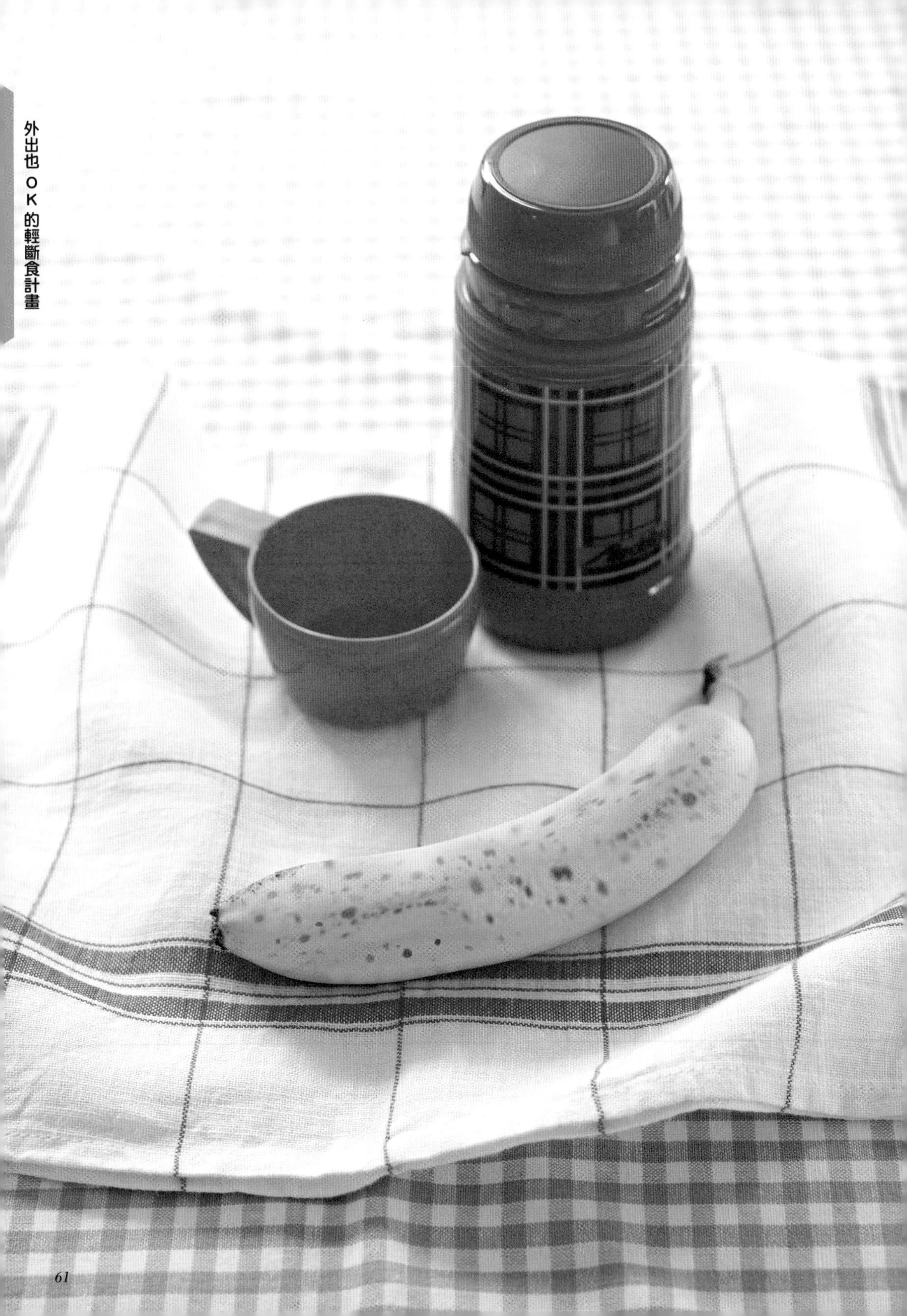

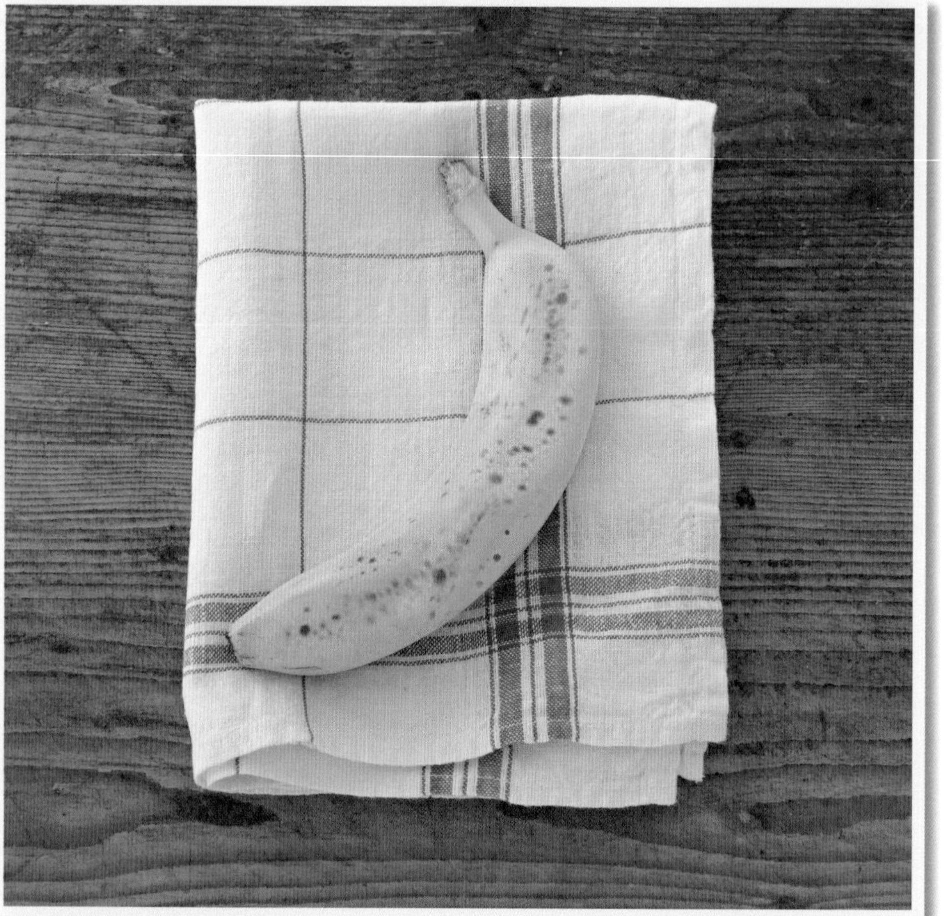

point

香蕉有斑點代表成熟，含豐富酵素。請選擇帶有「sugar spot」之稱的芝麻蕉。

星期六｜早餐

即便是口感柔軟的水果或蔬菜，
充分咀嚼也很重要。

香蕉一根

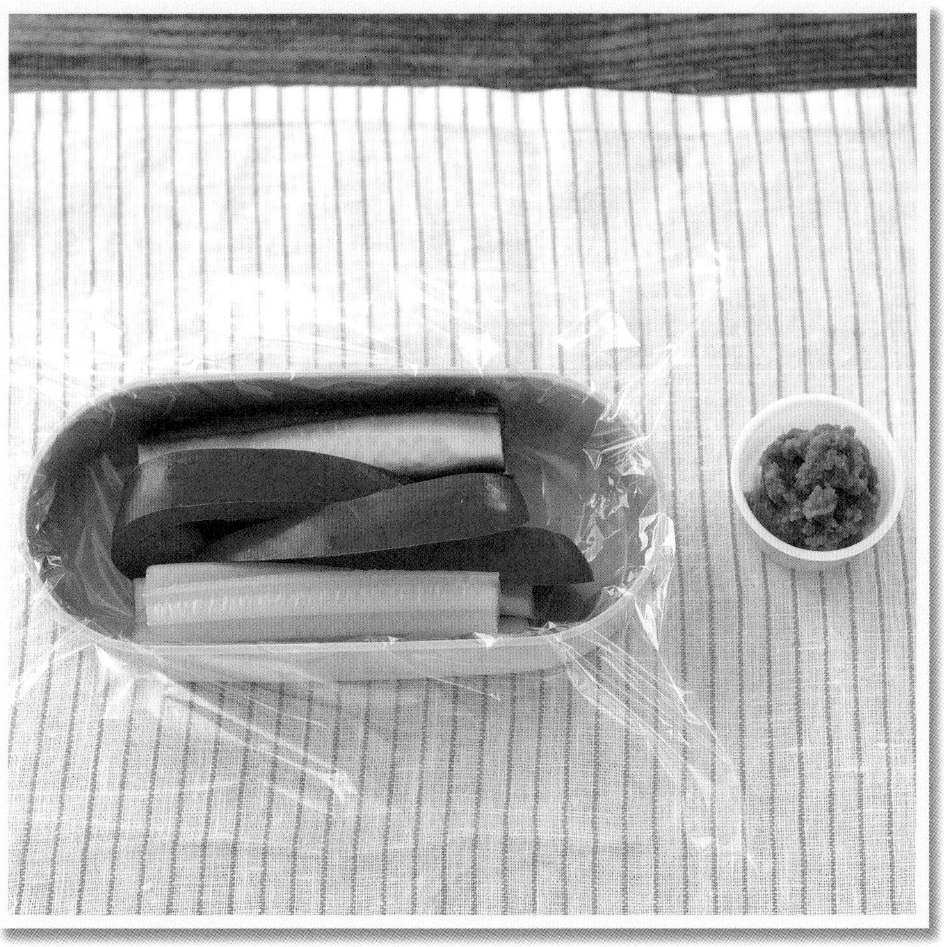

星期六｜晚餐

借助生味噌的酵素之力，攝取膳食纖維。

蔬菜棒沙拉

材料（一人份）

小黃瓜 …… ½條
紅甜椒 …… ¼顆
芹菜 …… 10公分
味噌 …… 適量

作法

① 切成方便入口的大小，並用保鮮膜充分包覆。

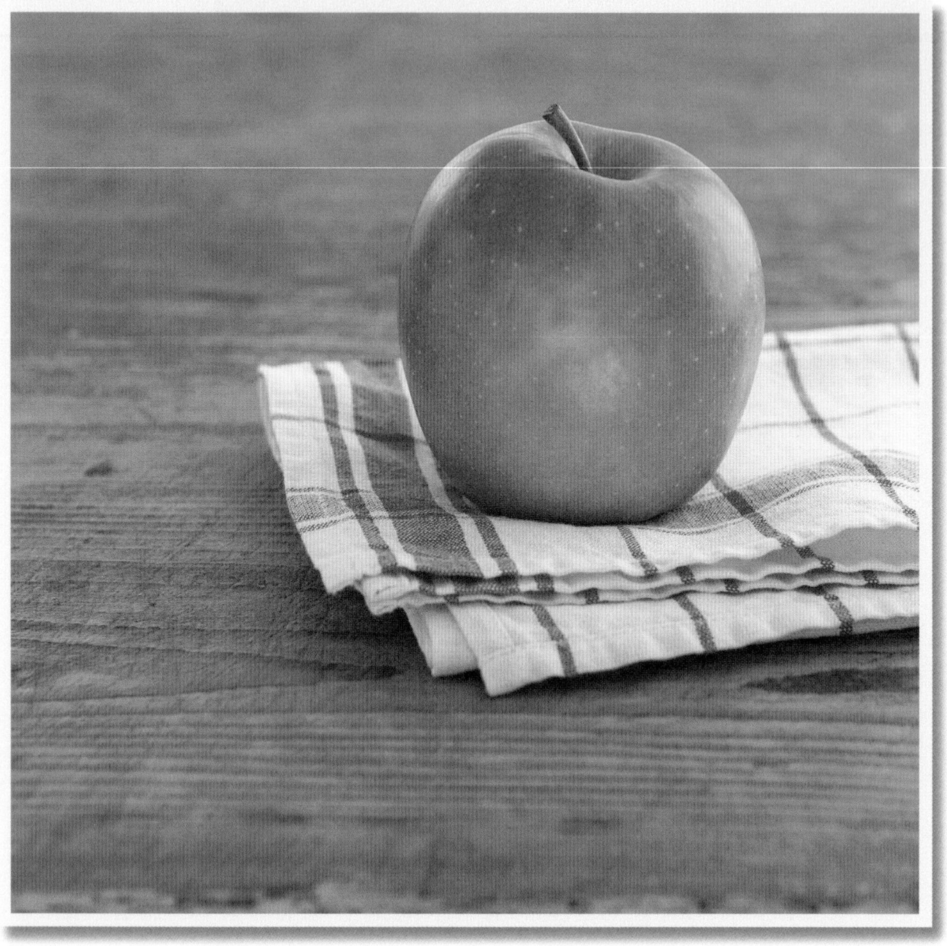

星期日｜早餐

富含能減少腸道內惡玉菌的果膠。低卡路里，吃完後會有飽足感。

蘋果 1 顆

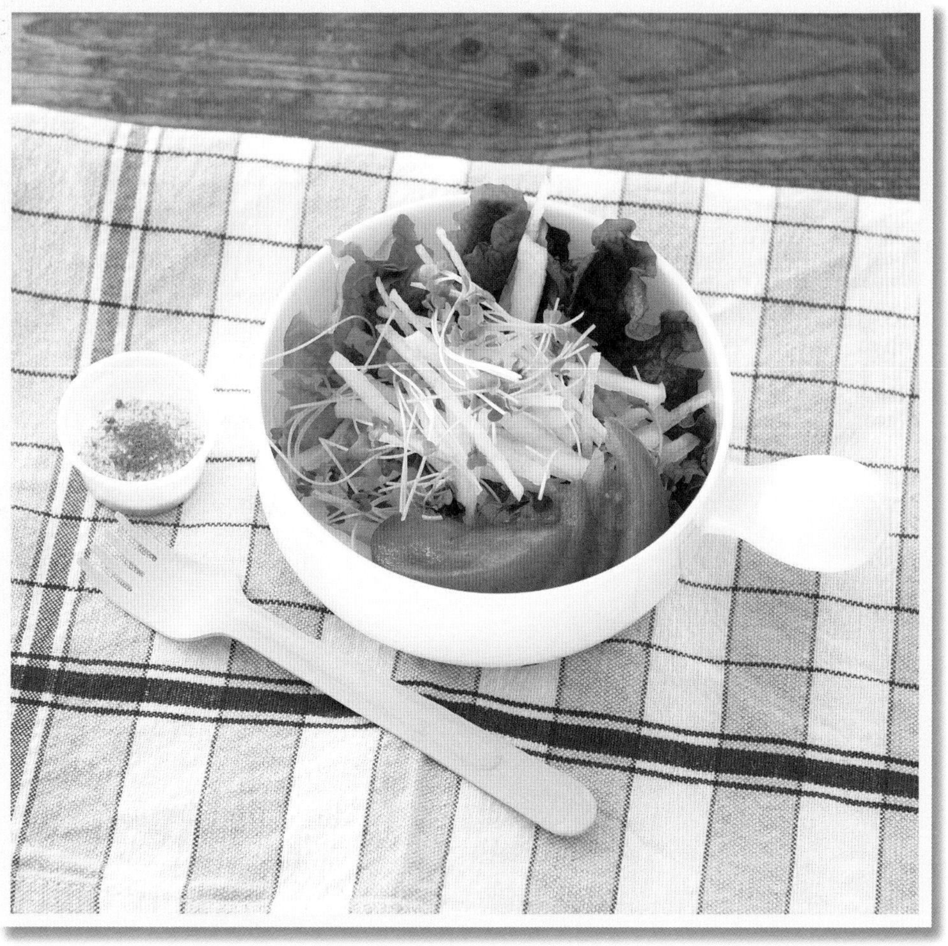

星期日｜晚餐

充分咀嚼後，口中的酵素也會增加。
並加入能保護血管的番茄。

番茄，芽苗類蔬菜，以及白蘿蔔切絲，並搭配咖哩鹽

材料（一人份）

白蘿蔔……………………3公分
番茄……………………⅓顆
芽苗類蔬菜……………………兩撮
萵苣……………………3片
鹽、咖哩粉……………………適量

作法

① 白蘿蔔切絲，番茄切片。
② 拌入鹽和咖哩粉。

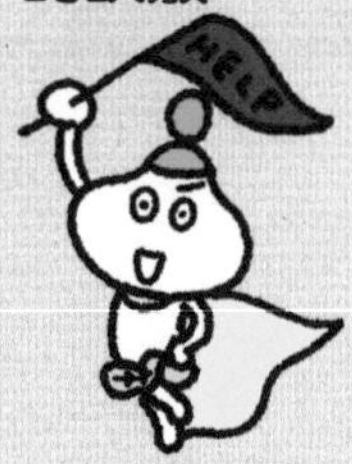
HELP

讓身體放輕鬆，能有效解決便秘的呼吸法

紓解斷食期間的緊張，讓身體變輕鬆的呼吸法。只要想到時，就請實行10至20次。全部的呼吸順序都是由鼻子吸入，嘴巴吐出。實行腹式呼吸的話，可以刺激橫膈膜，按摩內臟。對便秘也有效。

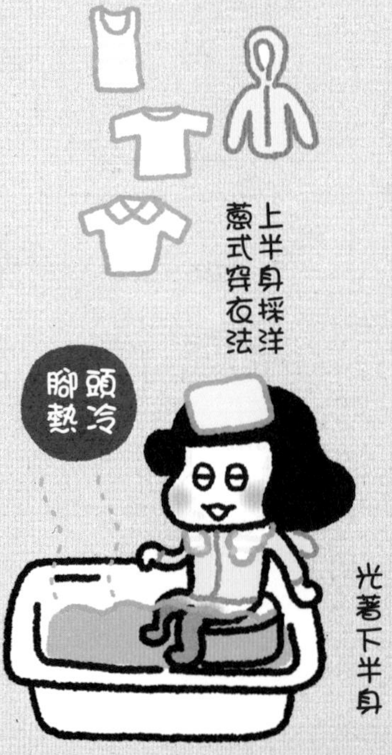
上半身採洋蔥式穿衣法
頭冷腳熱
光著下半身

維持身體溫暖很重要！鶴見式足浴

斷食期間若能特別留意保暖、促進血液循環，能幫助治癒頭痛或肩膀酸痛。上床睡覺前，泡個足浴或下半身浴（肚臍開始以下的下半身泡入44至45度的熱水浴），有助於身體從內部溫暖起來。血液中的毒素（細胞內的壞物質）能藉著大量流汗排出，也能促進身體新陳代謝。

泡澡時，請採用洋蔥式穿衣法，也就是讓下半身赤裸，上半身套入三件上衣，再披上一件防風外套的方式。從腰部以下的下半身全泡入浴缸中。目標是在44至45度的熱水浴中泡上40至60分。若是足浴的話，泡完之後，用冷水從大腿往下沖約10秒。藉由冷水降低體溫，能有效刺激交感神經，促進新陳代謝。

哈、呼、呼

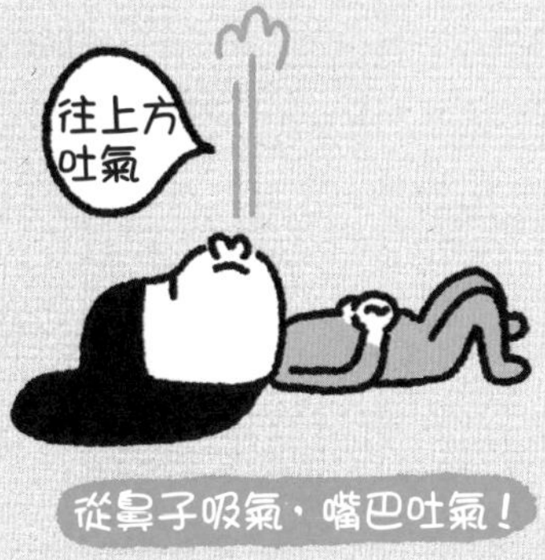
往上方
吐氣
從鼻子吸氣、嘴巴吐氣！

天之呼吸法

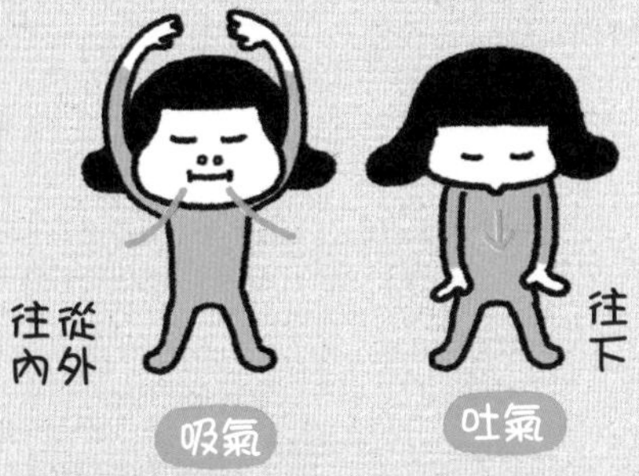
往內
從外
往下
吸氣
吐氣

❶ 一邊吸氣，一邊舉起雙手從外往內畫圓。

❷ 在頭上畫一個圓後，手心向下，一邊吐氣一邊快速地往下壓。

大地式呼吸法

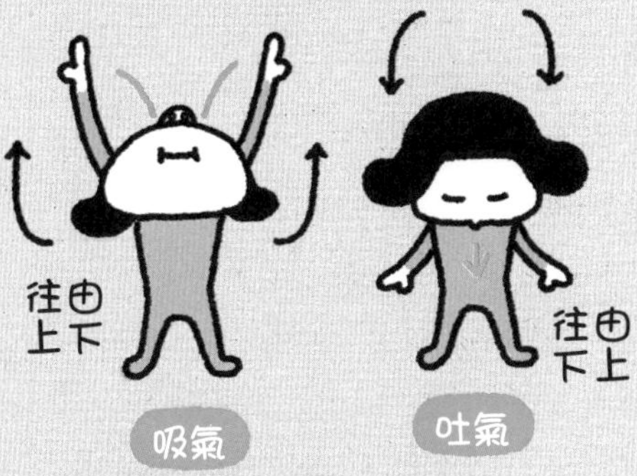
往上
由下
往下
由上
吸氣
吐氣

❶ 一邊吸氣，一邊舉起雙手，手心朝外由下往上畫圓。

❷ 手心朝外，由上往下畫圓並吐氣。

哈、呼、呼的丹田腹式呼吸

❶ 仰躺，雙腿彎曲。

❷ 女性將右手放置在丹田（此為身體內部的能量點，在肚臍往下約 4 指處）上，然後再將左手疊上去。男性的話，則先放左手，再將右手疊上去。

❸ 隨著腹部凹入，嘴巴慢慢以「哈」的方式吐氣。

❹ 吐氣約 30 秒時，嘴型往內縮，改換「呼」的方式吐氣。

❺ 最後再一口氣「呼」到底。

❻ 吐完氣後，閉上嘴巴，使腹部鼓起，從鼻子吸氣。（吐氣長，吸氣短）

※ 睡前進行丹田腹式呼吸，能有效幫助入眠。站著時也能做。

平躺式呼吸法

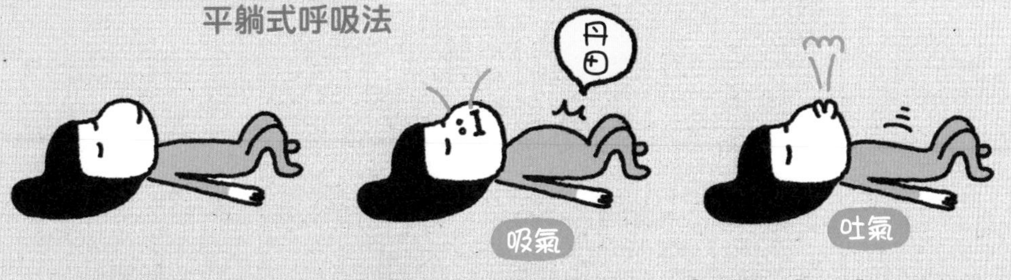
丹田
吸氣
吐氣

❶ 彎曲雙腿。

❷ 吸氣，將空氣吸入丹田。

❸ 以「哈」、「呼」、「呼」的方式吐氣。

※ 吐氣的時候，想像肚子緊貼地面的樣子，以肚子被壓迫著的方式進行呼吸也很有效。

3章

復食期
真的很重要

跟斷食比起來，復食很輕鬆自在，即使突然回到原本的飲食生活，身體狀況也不會變壞。
不過，復食期間的生活，決定了酵素斷食的成敗。
所以我們得替特別剛排完毒、神清氣爽的身體著想，慢慢地吃點好東西吧！
然後再秉持著「一輩子復食」的想法，用心攝取富含酵素的食物。

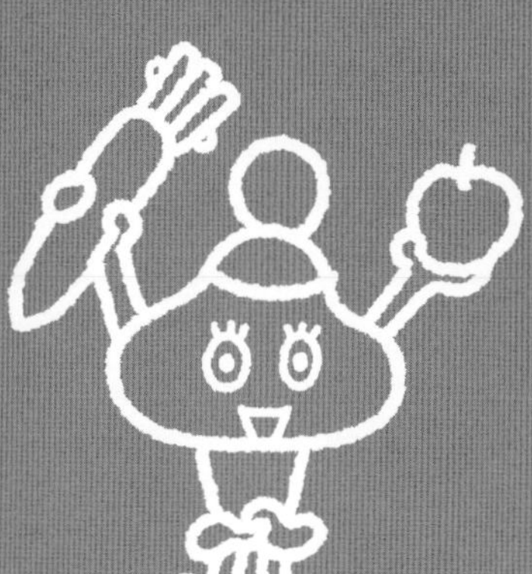

經過復食期，身體就能重新開機。

復食是指結束斷食後，開始恢復到原先狀態的飲食，所以請務必慎重地看待。

從斷食恢復到正常的飲食生活稱之為復食。為了讓辛苦兩天後的斷食看見效果，學習恢復飲食是非常重要的。請多加留意，謹慎為宜。

從進入復食的第一週開始，需特別留意避免攝取富含添加物的食物、甜味料食品、肉和乳製品。

只要遵守本章所介紹復食期間需留意的飲食，即可延長斷食成效。即便進食，血液也可以保持清澈，改善腸道狀態，持續身體重開機的狀態。

總之，藉由斷食，再經過復食期間，身體機能便能已經完成重組。其秘訣在於「每次少量、慢慢地、仔細咀嚼」，細嚼慢嚥有助於消化，不會讓未消化物殘留在腸道內。

復食第一天

讓胃腸漸漸習慣固體食物。請於中午開始食用加熱過的食物。

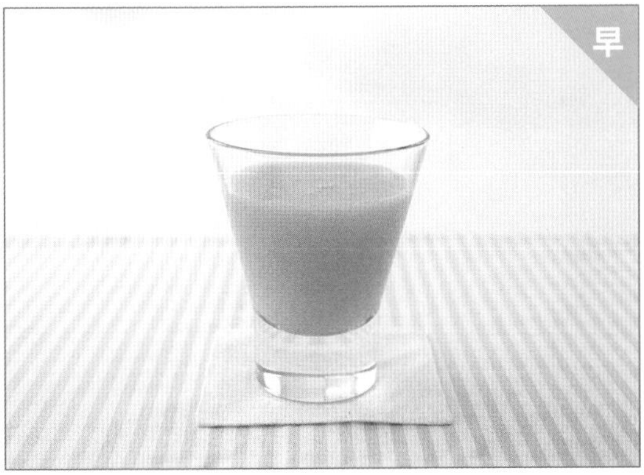

芒果西洋芹蔬果汁

・芒果
・西洋芹

芒果可以替換成鳳梨、木瓜、草莓、橘子、蘋果。

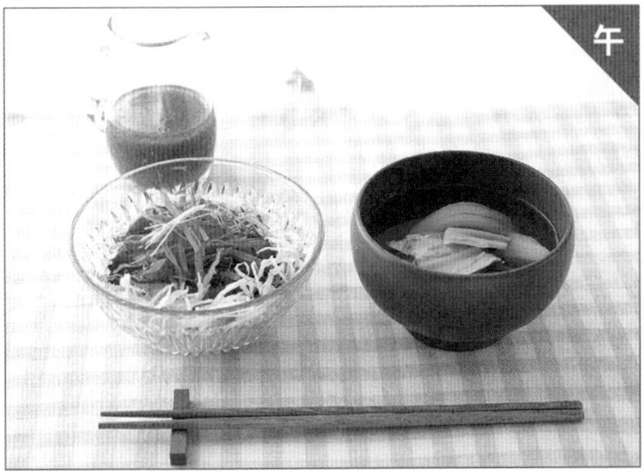

五顏六色的蔬菜沙拉

・白蘿蔔
・紫高麗菜
・紅蘿蔔
・高麗菜
・甜椒
・芽苗類蔬菜
・超級調味醬（第 40 頁）

味噌湯

・洋蔥
・高麗菜

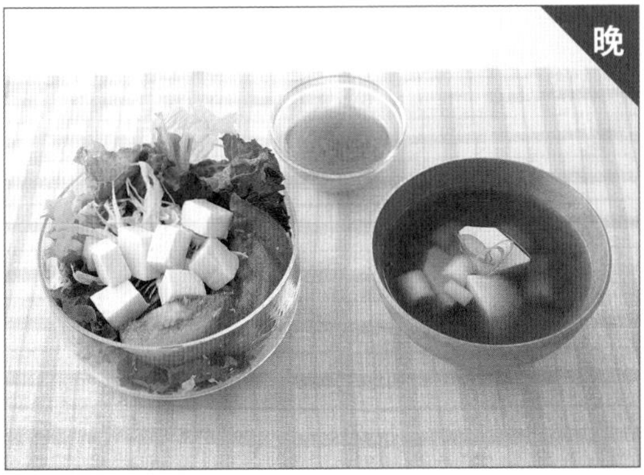

豆腐沙拉

・豆腐
・小黃瓜
・萵苣
・番茄
・超級調味醬（第 40 頁）

味噌湯

・芋頭
・蔥

復食期這樣吃

以下是從復食的第二天開始，為期一週的食譜。之後也可當成日常飲食的重點。如此一來，身體的狀態會更好。

第二天的食譜請參見左頁的內容。從第三天至一週間的復食期間，所適用的食材請參見如下。

●生蔬菜、水果
（因為消化器官沒有在活動的關係，所以盡可能吃蔬菜泥或喝蔬果汁）
●地瓜、芋頭（水煮或清蒸皆可）
●海藻類（海帶芽、海蘊藻、羊晒菜，和布蕪、寒天、海苔等）
●醃梅乾
●味噌、醋（黑醋、玄米醋最好）、亞麻仁油
●有脫殼比例的米、雜糧米（粥）

若身體狀況許可的話，可以延長使用這份食譜，食材也可替換成當季蔬果。為什麼呢？因為食用富含大量酵素的食物，是鶴見式飲食的基本原則。以復食食譜為基礎，等身體習慣這樣的飲食方式後，不但體重會下降，而且頭髮的光澤度，以及腸道，或其他的內臟器官、血液狀態等都會逐漸變好。

復食第二天

從晚餐開始增加烹調過的食物。
地瓜的 GI 值低，
具有飽足感，
非常適合復食期間食用。

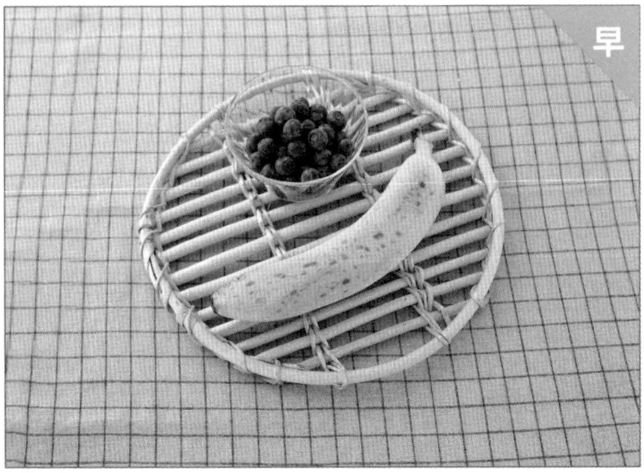

藍莓

香蕉

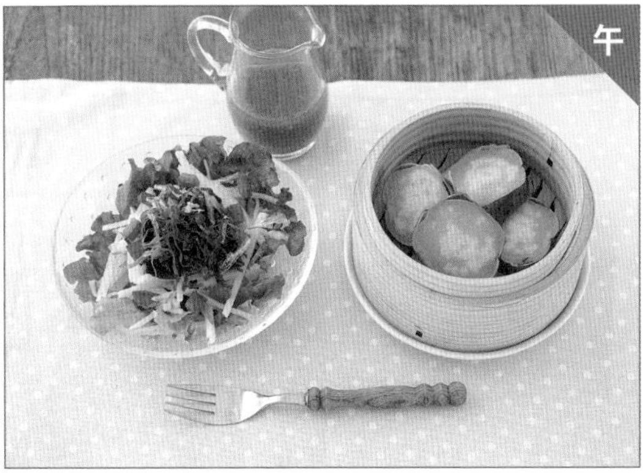

海藻沙拉

- 白蘿蔔
- 紅蘿蔔
- 甜椒
- 超級調味醬（第 40 頁）
- 海帶芽
- 萵苣

蒸地瓜

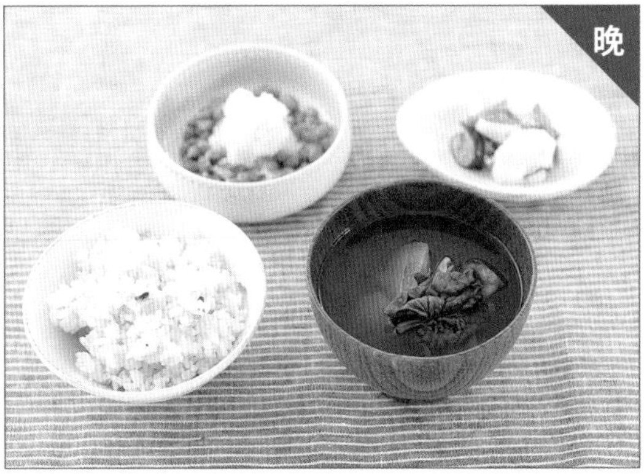

雜糧飯

味噌湯

- 菠菜汁
- 紅蘿蔔

米糠拌鹽醃製成的醃漬物

白蘿蔔泥拌納豆

完成完整斷食療程後的飲食重點

在斷食效果持續一週後，以下再介紹更有效的飲食法。

儘可能避免攝取過多添加物或甜味劑的食品、乳製品、咖啡因、酒類等。第一天和第二天的食譜可以互相搭配使用。

早餐可利用榨汁後取出的蔬果纖維來煮湯，膳食纖維有助於排便。

能輕鬆維持酵素輕斷食的效果，且能一輩子持續進行的鶴見式飲食，其完美黃金比例請參見左方。

● 生菜＆水果 ＋ 50％烹調過的食物

● 一星期的肉類、魚類、雞蛋的比例

肉類料理（180公克／1餐）……2至3次

魚類料理（80公克／1餐）……4至5次

雞蛋……3～4顆

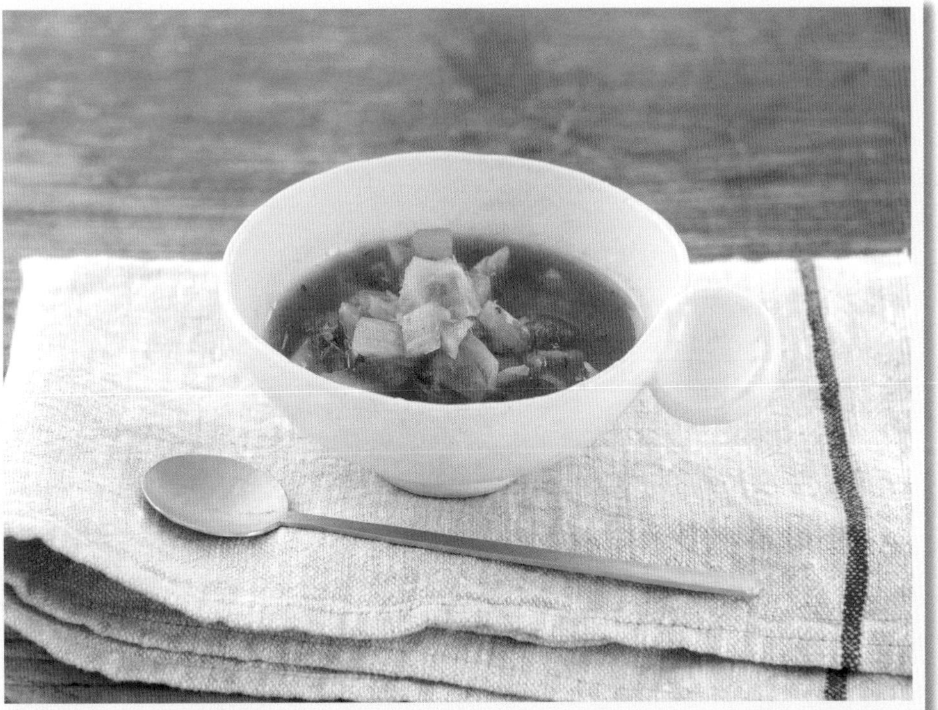

連排便也相當有效
義式纖維蔬菜湯

雖然這是道使用蔬果渣做成的料理，但有助於消化及提高體溫，值得推薦。

材料

洋蔥 …………………… ½ 顆
紅蘿蔔 ………………… ½ 根
芹菜 …………………… ½ 根
白蘿蔔 ………………… 5 公分
水 ……………………… 1.2 公升
罐頭番茄 ………… 1 顆（400 毫升）
蔬果渣 …1 大湯匙（可依個人喜好調整）
西洋芹 ………………… ½ 根
月桂葉 ………………… 1 片
鹽 ……………………… ½ 大湯匙
胡椒 …………………… 少許

作法

① 將蔬菜食材全切成 1 公分大小的塊狀。
② 將 ① 的食材和蔬果渣放入鍋內，加入 500 公升的水，開小火。
③ 煮滾後，維持小火，加入罐頭番茄、芹菜葉、月桂葉以及 700 公升的水。
④再沸騰後，加入鹽和胡椒調味，即可上桌。

在復食期間推薦的一品料理

(Special)

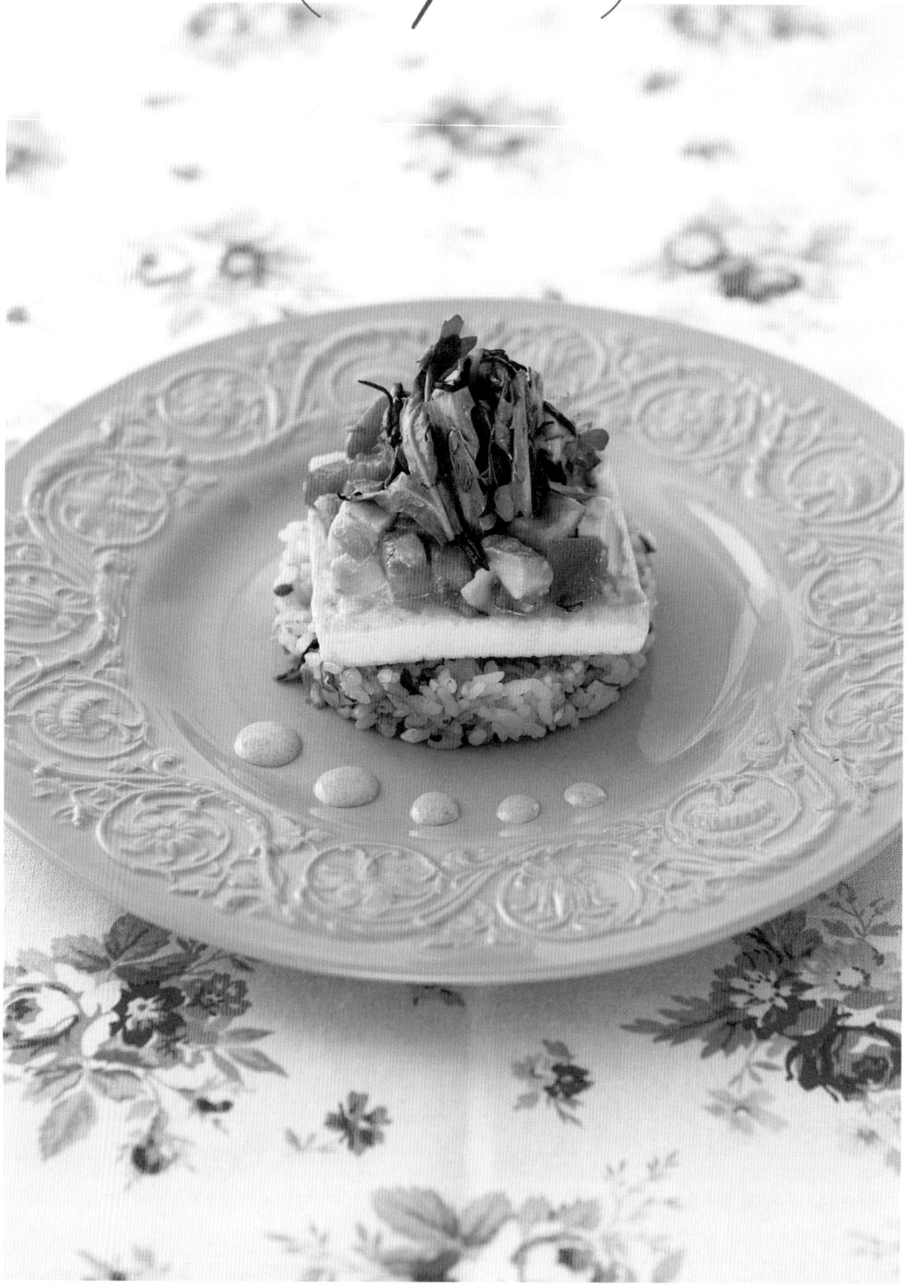

就讓復食持續一輩子吧！

4章

好轉反應的對應處理法

酵素斷食期間，依個人體質的不同，容易出現倦怠、嗜睡、頭痛、胃痛、噁心等症狀，以上這些症狀統稱為「好轉反應」。
好轉反應是伴隨著斷食出現的身體自然反應。
不需慌張，不需害怕，請對照症狀閱讀本章節內容。

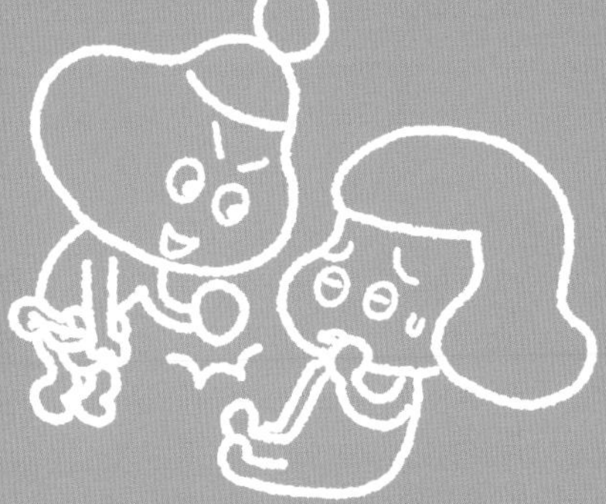

為什麼身體狀況會變壞呢？

經由斷食，身體所發出的各種反應稱之為「好轉反應」。

主要的症狀有：腫皰、頭痛、肩膀痠痛、腰痛、噁心、嘔吐、頭暈、喉嚨腫痛等。之所以會產生好轉反應，主要是因為身體有了以下變化。

1 崩壞的細胞，爭先恐後地往血液去。

2 從肝臟到小腸也都湧進了崩壞細胞的物質。

3 在斷食期間的新陳代謝過程中，產生了發炎反應。

堆積在體內的毒素或有害物質、老舊廢物，在蜂擁擠進血液內的過程中，便會出現好轉反應。

好轉反應出現好好呢？還是不出現好呢？

一般來說，細胞便秘（第25頁）嚴重或是平常不生食的人，會出現強烈的好轉反應。還有，忙碌但體力差的人、吃過多肉類或脂肪的人、長期攝取食品添加物或加工食品的人、天生的瘦子以及首次斷食的人，都極可能會出現好轉反應。

相反地，如果是細胞便秘輕微的人，好轉反應會很快結束。也有極少數的人，完全都不會出現。

在斷食的人身上幾乎都會出現好轉反應，只是依照體質不同而會有不同的反應，所以不需慌張，這是沒關係的。當毒素一一排出後，症狀就會痊癒。與其空煩惱，倒不如將好轉反應當作是斷食後，身體表現的好現象，也可促進排毒。

註：若出現身體不適的症狀，請盡速就醫。

好轉反應的種類

「因為不吃東西的關係，所以會抵抗力下降而感冒？」這是對好轉反應的誤解。好轉反應可能會出現類似感冒的症狀，特別是感到無力，使不上勁等，不過出現的情況和強度因人而異。

好轉反應會出現以下幾種症狀。

大便

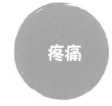

- 軟便、拉肚子
- 便秘

＊更詳細的內容請參照第 84 頁。

疼痛

- 頭痛
- 牙齒痛
- 腰痛
- 關節痛
- 舊傷疼痛
- 老毛病惡化

腸胃系統

- 噁心
- 食慾不振

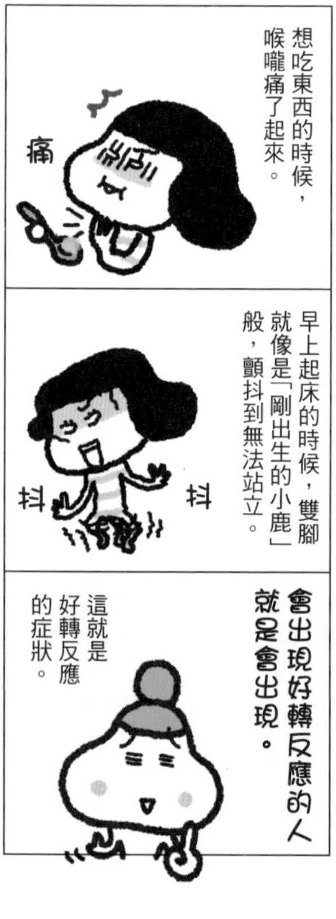
想吃東西的時候，喉嚨痛了起來。
痛
早上起床的時候，雙腳就像是「剛出生的小鹿」般，顫抖到無法站立。
抖
抖
會出現好轉反應的人就是會出現。
這就是好轉反應的症狀。

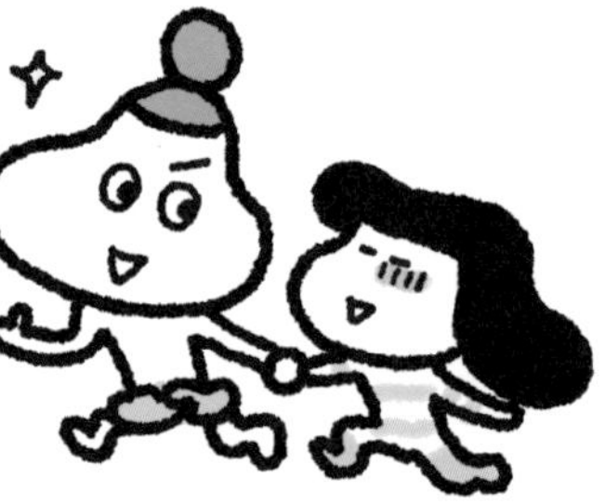

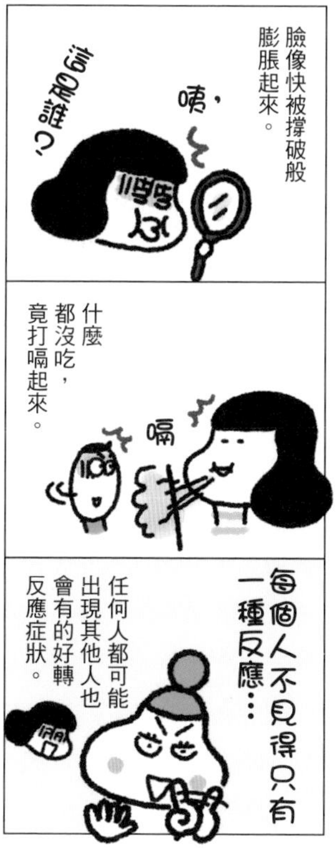
臉像快被撐破般膨脹起來。
咦，
這是誰？
什麼都沒吃，竟打嗝起來。
嗝
每個人不見得只有一種反應…
任何人都可能出現其他人也會有的好轉反應症狀。

感覺

- 無力、倦怠感
- 嗜睡
- 使不上勁
- 無法發揮專注力，注意力不集中
- 頭重感
- 有發燒的感覺
- 東倒西歪的感覺
- 畏寒
- 聞到強烈臭味，便會感到噁心
- 宛如宿醉般的倦怠感
- 爬樓梯時會感到辛苦

皮膚

- 腫皰、面皰
- 濕疹
- 異位性皮膚炎
- 乾燥
- 搔癢
- 出汗

其它

- 頭暈
- 肩膀酸痛
- 尿液或大便有臭味
- 體味變重
- 口臭變重

黏膜系統

- 喉嚨腫脹，無法進食
- 鼻子黏膜腫脹
- 流鼻水、咳痰
- 口乾舌燥
- 口腔黏膩
- 舌苔白
- 生理痛越來越嚴重

輕鬆度過好轉反應

濕疹和皮膚腫皰、大便等，都是細胞被活性化後一時的解毒反應，也可說是老舊廢物的自然「排泄反應」。排泄完後就能排毒，所以我們就一鼓作氣讓好轉反應都出現吧！

這段期間，儘可能維持平日的作息生活。好轉反應並非生病，所以和平常一樣，按時起床及運動即可。

當身體的微循環（微動脈、毛細血管、微靜脈，以及在這些場所進行全身組織細胞和血液的物質交換）變好後，疼痛或身體不舒服都能痊癒。總之，這當中的訣竅在於維持「頭冷腳熱」的身體狀態。須留意保持身體暖和，促進血液循環。推薦飲用將生薑泥加入紅茶中的生薑紅茶。

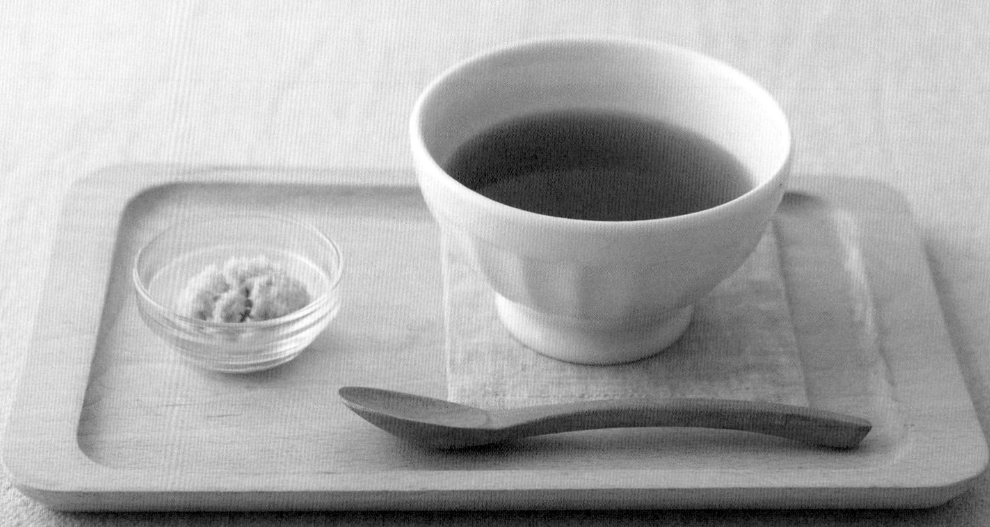

讓身體保持溫暖

● 睡覺時使用熱水袋或腳爐溫暖身體。

● 白天的時候，在背部貼上可貼式暖暖包。

● 手作紅豆保溫包，溫暖身體。

將紅豆放進布袋，利用微波爐加熱30秒至1分鐘。紅豆具有長時間的保溫效果，所以放在腹部或足部都有不錯的效果。

※紅豆很容易燒焦，所以使用微波爐加熱時請多加注意，避免被燙傷。

● 飲用生薑紅茶、或加入黑醋的茶、糙米咖啡。

糙米咖啡（black zinger）是一種炒至焦黑的糙米穀粉，為健康飲品，不含咖啡成分。

※咖啡因會造成血管收縮，所以請勿飲用含有咖啡因的飲品。

● 飲用一小杯的亞麻仁油、紫蘇油、荏胡麻油等含有OMEGA-3脂肪酸的植物油。

有抑制發炎症狀的效用，能緩解疼痛。

● 飲用富含短鏈脂肪酸的黑醋，或舔食醃梅乾。

可以改善多黏液的狀態，有效緩和鼻子或口中的不適。

無論怎麼做都覺得很辛苦的情況

不用勉強進行酵素飲食，就先躺下來吧！

頭痛或噁心，是由於血液循環變好的關係。這是因為累積不少毒素且受污染的血液，一時間往體內聚集所引起的反應。雖然會感到特別難過，但這剛好是體內新細胞正在蛻變的時候，所以請勿依照個人判斷，服用營養補充品或市售藥物（如：頭痛藥或胃腸藥等）。

最常見的好轉反應症狀

便秘

實行酵素斷食，最常見的好轉反應症狀就是便秘。由於進食量少的緣故，所以無法排便等這樣的困擾會佔大多數。但原本腸功能弱的人，則可能會有拉肚子的情況。

實行酵素斷食會造成便秘的原因有以下幾點。

1. 膳食纖維不足
2. 優質油不足
3. 水分不足
4. 酵素不足
5. 虛冷症
6. 高GI飲食

※ 何謂GI值

GI值就是Glycemic Index的簡稱。是指當食物進入體內後，血糖隨著糖份變化，上升速度的測量值。攝取葡萄糖時的血糖上升率以100為單位，所相對表示的數值。進食兩小時內，達到150mg/dl以上的食物為高GI值。未達140mg/dl的為中GI值，未達105 mg/dl的食物為低GI值。

白砂糖、三溫糖、黑砂糖、蜂蜜、米花糖、楓糖漿、白米、白麻糬、拉麵、米粉、地瓜、白麵包、豆餡、仙貝、巧克力等的糕點餅乾大都是高GI值。

「斷食期間最惱人的問題 NO.1」

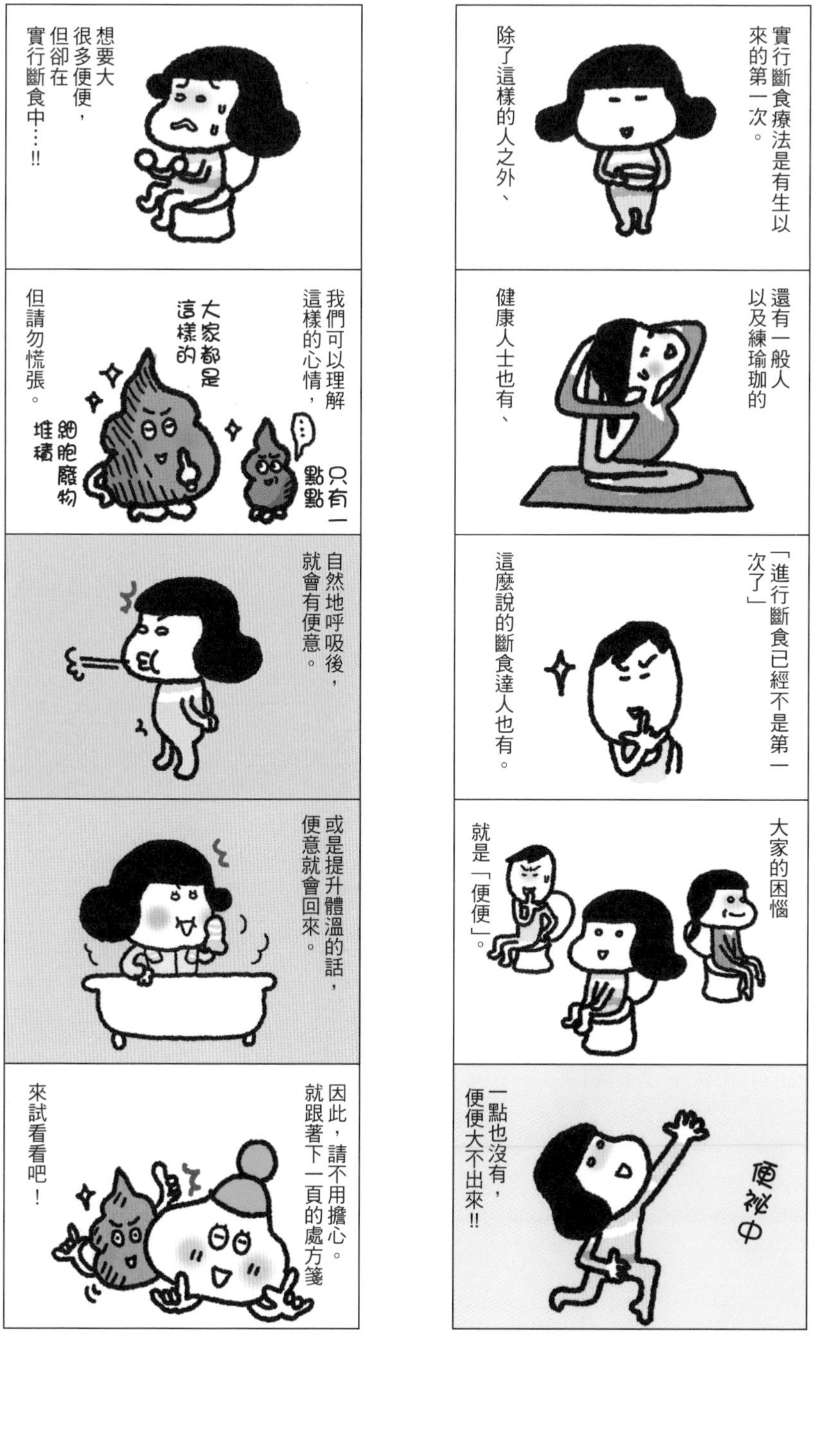
實行斷食療法是有生以來的第一次。
除了這樣的人之外、
還有一般人以及練瑜珈的
健康人士也有、
「進行斷食已經不是第一次了」
這麼說的斷食達人也有。
大家的困惱
就是「便便」。
一點也沒有，便便大不出來!!
便祕中
想要大很多便便，但卻在實行斷食中…!!
我們可以理解這樣的心情，
大家都是這樣的
只有一點點
細胞廢物堆積
但請勿慌張。
自然地呼吸後，就會有便意。
或是提升體溫的話，便意就會回來。
因此，請不用擔心。就跟著下一頁的處方箋
來試看看吧！

改善的處方箋

改善便秘的方法林林總總，對症下藥才是王道。我們就來找尋適合自己體質和屬性的好方法吧！大便長時間累積在腸道的話，會導致腸道腐敗，並且減低斷食的效果。所以到最後忍無可忍、非不得已的情況下，也只能使出殺手鐧——使用市售的便秘藥。

攝取好油

直接食用具有抑制發炎症狀、柔軟血管壁、強化血液流動等功效的亞麻仁油或蔬菜種子油，並且搭配海藻類食物。如此一來，吃進身體的油便能成為潤滑劑，可以順暢地排便。

攝取水分

喝水後，新陳代謝會變好，體內的毒素也比較容易隨著流汗、尿液、大便排出。一天的飲水量約2至3公升。

攝取富含膳食纖維的食品

這是改善便秘的最佳辦法。而且膳食纖維是大便生成的基本物質。尤其是海藻類的膳食纖維非常有效，而且含有將近10至25倍糙米的膳食

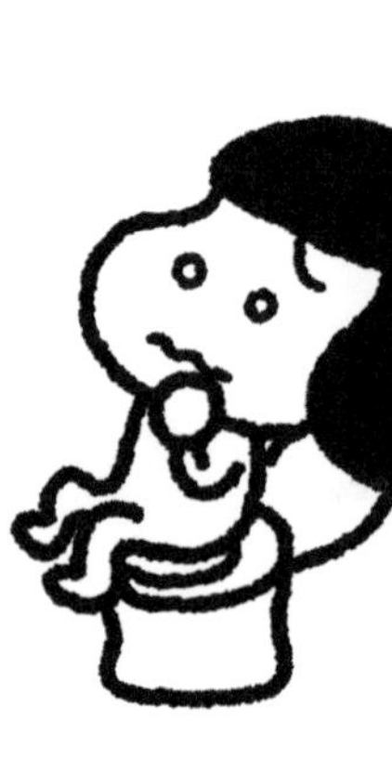

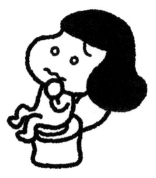

纖維。像是昆布餅乾、裙帶菜、羊晒菜乾、寒天、海苔、海蘿、石蓴等膳食纖維都相當豐富，搭配好油一起食用的話，可以順利排便。

攝取醋物

醋具有擴張血管、軟便的效果，加上短鏈脂肪酸的力道，能增加可促進腸道內發酵的善玉菌。還有，醋也可以降低食物的GI值。

呼吸法（見第67頁）

一次吐氣到底，可以刺激橫隔膜。藉由這樣的呼吸方式，幫助血流更加順暢，讓腸道的蠕動更加活躍，累積在腸道內的廢物或大便就能順利排出。

用過以上幾種方法，但依舊無法排便的人，請用便秘藥。

變硬的毒素糞便，長時間累積在腸道的話，會造成反效果。所以請不要長時間忍耐，聰明地使用市售便秘藥。推薦Ichjiku浣腸藥，或是使用天然藥材的漢方便秘藥。

鶴見式足浴法（見第66頁）

頭冷腳熱的方式，對於幫助排便非常有效。

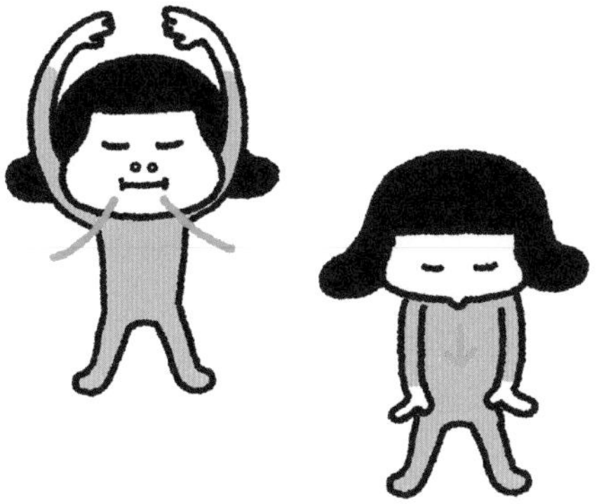

總結

好轉反應
就是排出毒素
的證據

身體累積毒素越多的人，好轉反應也就越強烈。姑且先不論非常嚴重的情況，其實好轉反應是大多數的人都會出現的症狀，所以請不要因為嚇到而中斷斷食。持之以恆，好轉反應會漸漸地好起來的。

這是身體排出毒素的過程反應，如同上述，是「狀態好轉」必經的過程。只要瞭解質弱細胞正常變化過程所產生的反應，症狀痊癒是指日可待的。

5 章

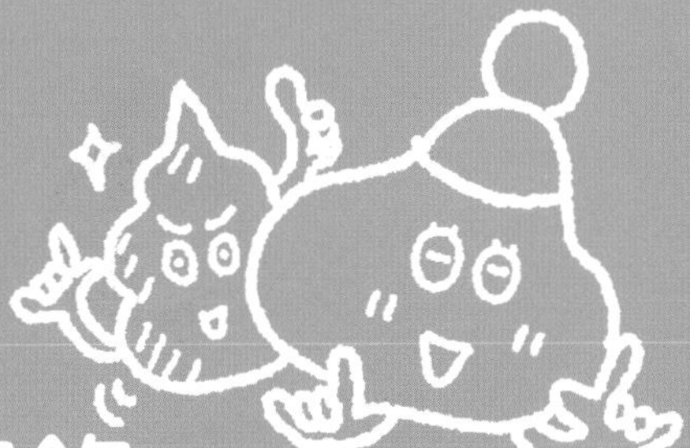

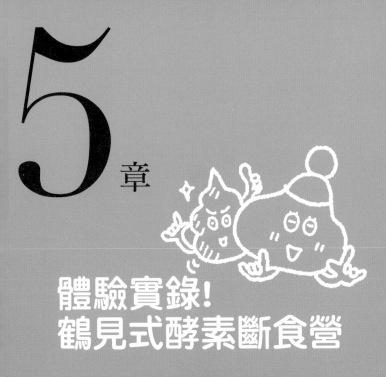

體驗實錄！
鶴見式酵素斷食營

一起來體驗三天兩夜的鶴見式酵素斷食營吧！
進來看看酵素飲食搭配上岩盤浴溫熱療法的
鶴見式合宿實景。
在此和大家分享心情和身體的變化。

「酵素斷食營前三天指定餐點」

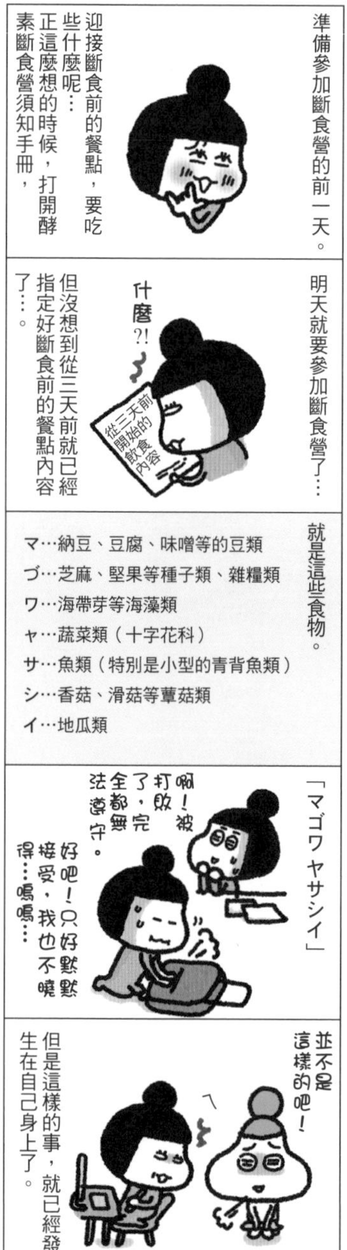
準備參加斷食營的前一天。
迎接斷食前的餐點，要吃些什麼呢……
正這麼想的時候，打開酵素斷食營須知手冊，
明天就要參加斷食營了……
什麼?!
從三天前開始的飲食內容
但沒想到從三天前就已經指定好斷食前的餐點內容了……。
就是這些食物。
マ…納豆、豆腐、味噌等的豆類
ゴ…芝麻、堅果等種子類、雜糧類
ワ…海帶芽等海藻類
ヤ…蔬菜類（十字花科）
サ…魚類（特別是小型的青背魚類）
シ…香菇、滑菇等蕈菇類
イ…地瓜類
「マゴワヤサシイ」
啊！被打敗了，完全都無法遵守。
好吧！只好默默接受，我也不曉得……嗚嗚……
並不是這樣的吧！
但是這樣的事，就已經發生在自己身上了。

「第一次的斷食營」

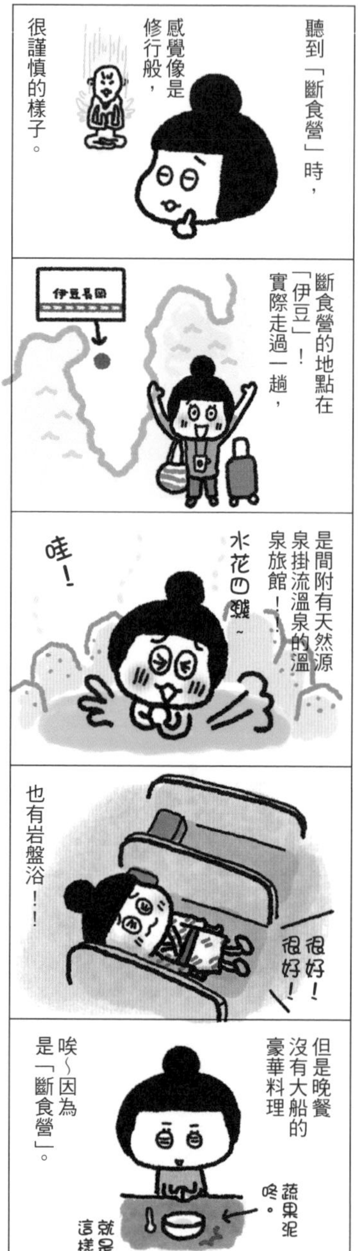
聽到「斷食營」時，
感覺像是修行般，
很謹慎的樣子。
斷食營的地點在「伊豆」！實際走過一趟，
伊豆長岡
是間附有天然源泉掛流溫泉的溫泉旅館！
水花四濺~
哇！
也有岩盤浴！！
很好！很好！
但是晚餐沒有大船的豪華料理
唉~因為是「斷食營」。
蔬果泥唷。
就是這樣

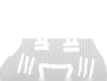

「好轉反應」

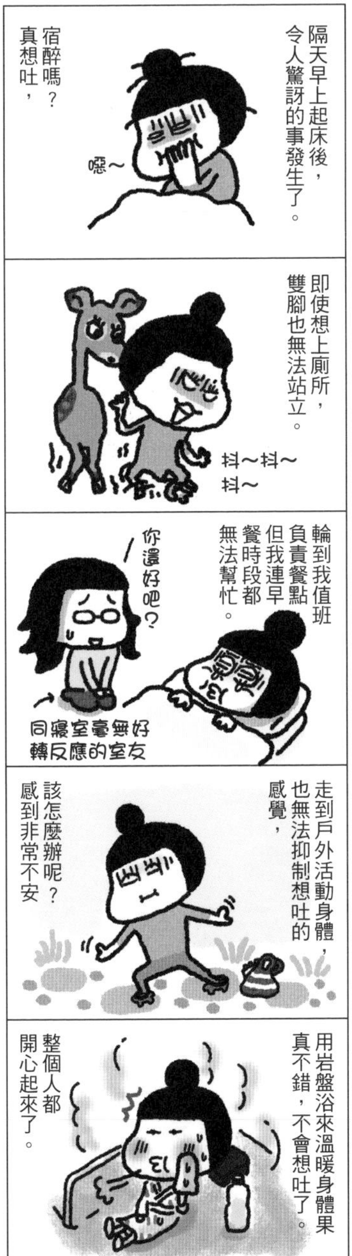
隔天早上起床後，令人驚訝的事發生了。
宿醉嗎？真想吐，
噁～
即使想上廁所，雙腳也無法站立。
抖～抖～抖～
輪到我值班負責餐點，但我連早餐時段都無法幫忙。
你還好吧？
同寢室毫無好轉反應的室友
走到戶外活動身體，也無法抑制想吐的感覺，
該怎麼辦呢？感到非常不安
用岩盤浴來溫暖身體果真不錯，不會想吐了。
整個人都開心起來了。

「正覺得可以愉快勝任時」

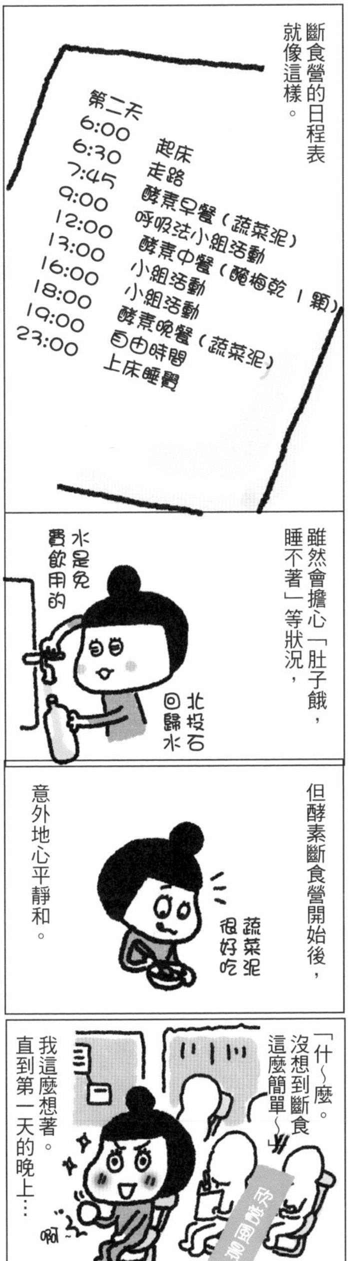
斷食營的日程表就像這樣。
第二天
6:00 起床
6:30 走路
7:45 酵素早餐（蔬菜泥）
9:00 呼吸法小組活動
12:00 酵素中餐（醃梅乾1顆）
13:00 小組活動
16:00 小組活動
18:00 酵素晚餐（蔬菜泥）
19:00 自由時間
23:00 上床睡覺
雖然會擔心「肚子餓，睡不著」等狀況，
水是免費飲用的
北投石回歸水
但酵素斷食營開始後，
意外地心平靜和。
蔬菜泥很好吃
「什～麼。沒想到斷食這麼簡單～」
我這麼想著。直到第一天的晚上…
啊

「經過斷食訓練」

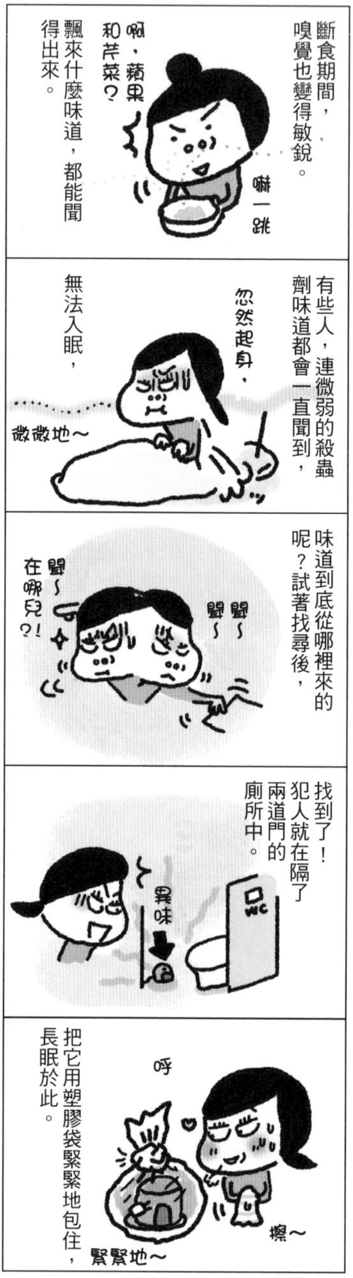

斷食期間，嗅覺也變得敏銳。
啊，蘋果和芹菜？
嚇一跳
飄來什麼味道，都能聞得出來。
有些人，連微弱的殺蟲劑味道都會一直聞到，
忽然起身，
無法入眠，
微微地～
味道到底從哪裡來的呢？試著找尋後，
聞～聞～
聞～在哪兒?!
找到了！犯人就在隔了兩道門的廁所中。
異味
WC
把它用塑膠袋緊緊地包住，長眠於此。
呼
擦～
緊緊地～

「不想忘記的感覺」

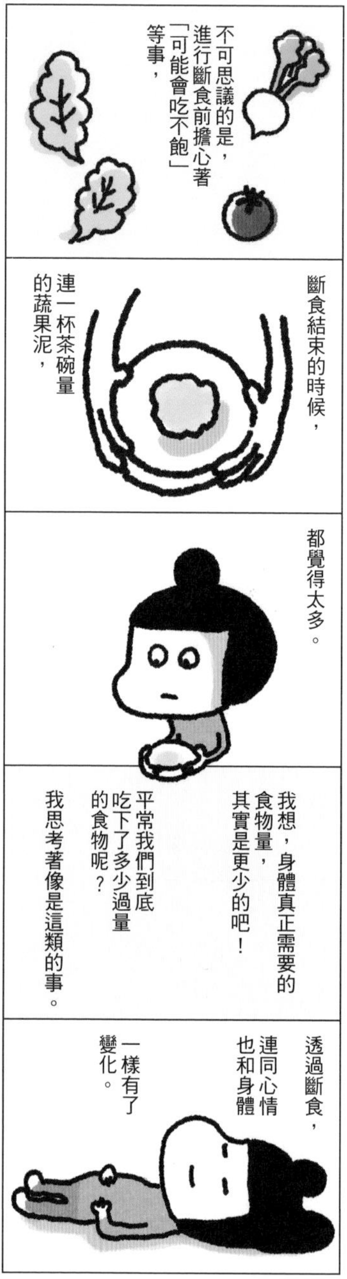

不可思議的是，進行斷食前擔心著「可能會吃不飽」等事，
斷食結束的時候，
連一杯茶碗量的蔬果泥，
都覺得太多。
我想，身體真正需要的食物量，其實是更少的吧！
平常我們到底吃下了多少過量的食物呢？
我思考著像是這類的事。
透過斷食，連同心情也和身體一樣有了變化。

「終於排出來了，人生的第一次宿便」

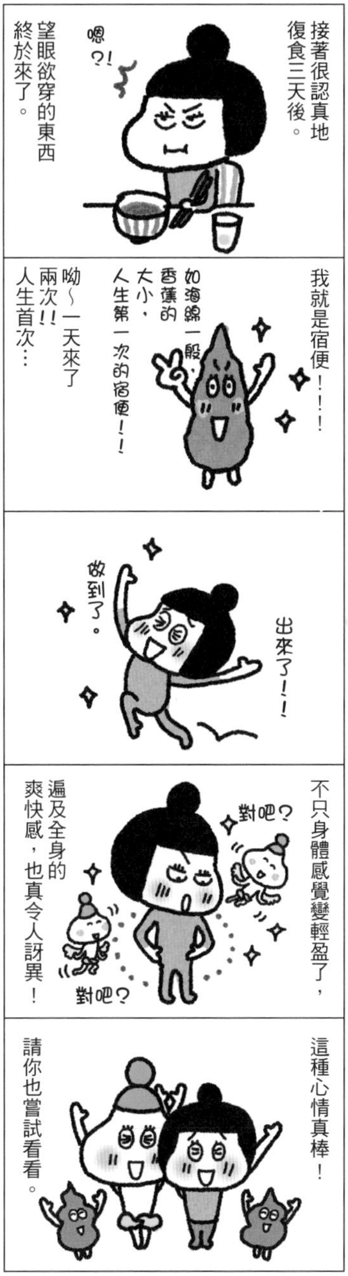
接著很認真地復食三天後。
嗯?!
望眼欲穿的東西終於來了。
我就是宿便!!!
如海綿一般，香蕉的大小，人生第一次的宿便!!
呦～一天來了兩次!!人生首次…
出來了!!
做到了。
不只身體感覺變輕盈了，
對吧？
對吧？
遍及全身的爽快感，也真令人訝異！
這種心情真棒！
請你也嘗試看看。

「好轉反應」

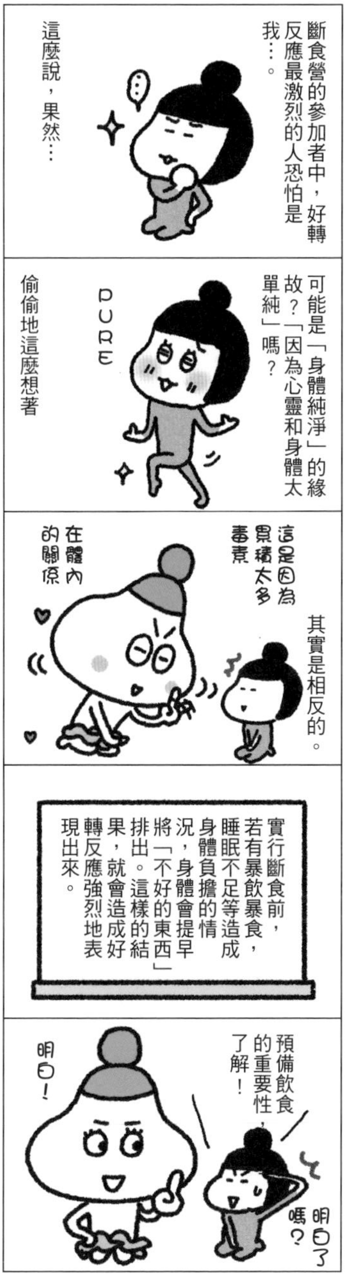
斷食營的參加者中，好轉反應最激烈的人恐怕是我…。
這麼說，果然…
可能是「身體純淨」的緣故？「因為心靈和身體太單純」嗎？
PURE
偷偷地這麼想著
其實是相反的。
這是因為累積太多毒素在體內的關係
實行斷食前，若有暴飲暴食，睡眠不足等造成身體負擔的情況，身體會提早將「不好的東西」排出。這樣的結果，就會造成好轉反應強烈地表現出來。
預備飲食的重要性，了解！
明白了嗎？
明白！

結語

在我上一本書《新發現！利用週末酵素微斷食》（Media Factory），超乎想像地獲得各年齡層族群的好評。源自於美國的酵素營養學，研究的時間不長，研究至今尚不到40年，所以還有很多等待我們發掘的事。

像我這樣偏離西方醫學的道路，盡可能不依賴藥物，而是利用食物來治療身體的醫生，若想要獲得大部分患者的理解與認同，還需要很長的時間。但儘管如此，對酵素深感興趣的人越來越多，這件事給了我很大的鼓勵，也非常感謝閱讀本書的人。

在我的診所裡，斷食是治療法的重要支柱之一。連最初半信半疑的患者，持續進行半個月以上，且以醃梅乾以及蔬菜泥為主的半斷食療程後，原本被其他醫療機構宣告放棄的病症，也在眾人見證下漸漸好轉。特別是在寫本書的同時，有位被醫師告知需開刀治療的重症齒槽膿漏患者，在經過為期21天的斷食療程後，病症痊癒了。以上這些斷食療法屬於醫療範圍，都是在我的指導下，搭配適當健康食品進行的，所以各位讀者千萬不能模仿。

在法國，斷食被喻為「不需開刀的手術」。現今生活在「暴食」和「飽食」反覆不斷的時代裡，斷食是有其必要的。即便只有兩天，也必定能替身體帶來好的變化。加入食物酵素進行的斷食療法，為我所創。酵素的驚人效果在上一本著作和本書重複說過多次，大家都應該知道。

為了借用酵素的力量，消解細胞便秘，輕鬆地打造健康的身體，從現在開始一個月至少進行一次酵素輕斷食。只需要兩天的體驗，相信能為你的身體和人生，帶來更大的新契機。

推薦跋

若要長生，腸要常清

這是一本非常實用且有效的保健養生工具書。醫學之父希波克拉底曾說：「火（熱）食就等於吃的過多。」大量使用過熱烹調的食物會讓人容易生病，希波克拉底在西元前就已經洞見這一點。因為對人類或動物來說，最重要的營養素「酵素」會因為加熱而流失。

作者在書中以簡單易懂的圖解方式，讓您第一次做輕斷食就可以輕鬆上手，酵素輕斷食就是教讀者透過攝取蔬菜泥或新鮮果汁，達到清理腸道、淨化血液、調整體質的功能。我常說：「若要長生，腸要常清，若要不死，腸中無屎」，腸道健康了，身體很多毛病自然而然也會不見，趁著週末時間進行本書介紹的酵素輕斷食法，相信會對健康有很大的幫助。

健康生活要符合自然法則，因為生食、酵素、健康三者之間有著密切的關係，因此對身體內酵素的「開源」與「節流」就顯得更加重要。開源的部份，可以力行生機飲食多補充富含酵素及益生菌的食物。至於節流部份，除了每餐避免過量以降低消化系統的負擔以外，現代人普遍營養過剩，我常提倡適度的節食或斷食可有效減少消化酵素的消耗，讓體內代謝酵素能更有效地發揮其功能，以維持完整的新陳代謝找回真健康。

生機飲食專家

※本書所介紹的酵素輕斷食療法，不等同於醫療等級，如有疾病者，請務必前往醫院就醫。

身體文化117

週末酵素輕斷食：免禁食！每月2天的身體除鏽計畫

作　者—鶴見隆史
譯　者—李怜儀
責任編輯—郭香君
執行企劃—張燕宜
封面設計—比比司設計工作室
發行人
董事長—孫思照
總經理—趙政岷
副總編輯—丘美珍
出版者—時報文化出版企業股份有限公司
一〇八〇三　臺北市和平西路三段二四〇號三樓
發行專線—（〇二）二三〇六—六八四二
讀者服務專線—〇八〇〇—二三一—七〇五・（〇二）二三〇四—七一〇三
讀者服務傳真—（〇二）二三〇四—六八五八
郵撥—一九三四—四七二四時報文化出版公司
信箱—臺北郵政七九～九九信箱
時報悅讀網—http://www.readingtimes.com.tw
讀者服務信箱—newlife@readingtimes.com.tw
第一編輯部臉書—http://www.facebook.com/readingtimes.fans
流行生活線臉書—http://www.facebook.com/ctgraphics
法律顧問—理律法律事務所　陳長文律師、李念祖律師
印　刷—華展印刷有限公司
初版一刷—二〇一四年一月十日
定　價—新臺幣二二〇元
⊙行政院新聞局局版北市業字第八〇號

國家圖書館出版品預行編目資料

週末酵素輕斷食：免禁食！每月2天的身體除鏽計畫 / 鶴見隆史著 ; 李怜儀譯

初版. -- 臺北市 : 時報文化, 2014.01
面 ;　公分

ISBN（平裝）：978-957-13-5866-6

1.斷食療法　2.酵素

418.918　　102024209

SHINHAKKEN! SYUMATU DAKE KOUSO PUCHI DANJIKI

Edited by MEDIA FACTORY
First published in Japan in 2013 by KADOKAWA CORPORATION, Tokyo.

ISBN 978-957-13-5866-6
Printed in Taiwan

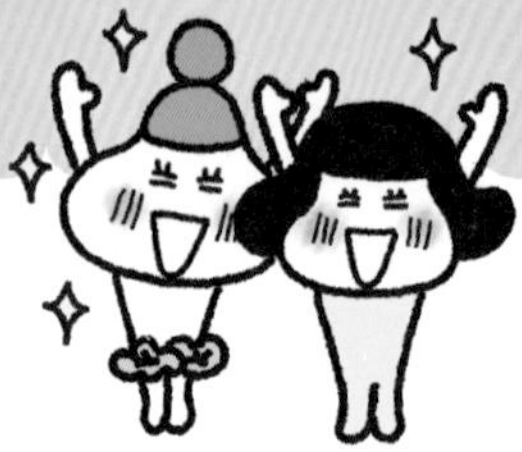

酵素輕斷食 記錄表

使用方法 ● 從左方正中間橘色圓圈中的體重欄位開始，每天早晚在固

體重 +1Kg

kg

體重

kg

體重 –1 kg

kg

體重 –2Kg

kg

	斷食前								斷食第一天		斷食第二天	
	早	晚	早	晚	早	晚	早	晚	早	晚	早	晚
+1.5												
+1												
+0.5												
0												
–0.5												
–1												
–1.5												
–2												

	斷食前				斷食第一天	斷食第二天
	／ ( )	／ ( )	／ ( )	／ ( )	／ ( )	／ ( )
吃哪些食物						
身體狀況的變化						
是否排便						

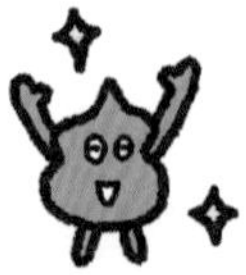

表（斷食前→斷食兩日間→復食期）

時間測量後做記錄。一格的刻度代表100公克。包括吃哪些食物、身體狀況的變化、是否排便也要一起記錄。

復食期間															
早	晚	早	晚	早	晚	早	晚	早	晚	早	晚	早	晚	早	晚

復食期間							
／ （ ）	／ （ ）	／ （ ）	／ （ ）	／ （ ）	／ （ ）	／ （ ）	／ （ ）

請沿虛線剪下，放大影印使用